メガネ・コンタクトレンズは
もういらない!

多焦点
眼内レンズ
入門

鈴木高佳
Takayoshi Suzuki

幻冬舎MC

メガネ・コンタクトレンズはもういらない！

多焦点眼内レンズ
入門

はじめに

老眼や近視、乱視の人にとり、メガネやコンタクトレンズは生活に欠かせないアイテムです。朝起きたとき枕元のメガネを探すことから一日を始める人は多いと思いますし、コンタクトレンズのケアに毎日、心を砕いている人も少なくないでしょう。見るものや場所によって、複数のメガネを使い分けなければならないケースもあります。

そのような人が目覚めてすぐに目の前がはっきり見える生活に憧れたことは、一度や二度ではないはずです。あるいはコンタクトレンズを気にせずに、プールや海で思う存分泳ぎたいと感じることもあるでしょう。複数のメガネを持ち歩かなくても済む生活があるとすれば、どんなにすばらしいでしょうか。

実は、老眼や近視、乱視の人にとってこのような「メガネやコンタクトレンズの煩わしさ」から解放される方法があります。それが本書のタイトルにもある

「多焦点眼内《たしょうてんがんない》レンズ」を使った矯正です。

「多焦点眼内レンズ」は、白内障手術の際に、濁った水晶体の代わりに目の中に入れる人工の眼内レンズの一つです。文字どおり、1枚のレンズで複数の場所にピント（焦点）が合うようになっているので、この多焦点眼内レンズを用いればメガネやコンタクトがなくても遠距離から中間距離、近距離までよく見えるようになります。白内障の治療と同時に、老眼・近視・乱視も矯正することができるのです。

ただ、従来の多焦点眼内レンズは、必ずしもすべての患者さんにすすめられるわけではありませんでした。人によっては以前よりまぶしさを感じやすくなったり、自分から60～80㎝の距離のものがぼやけて見えたりするなどのデメリットが生じたのです。

しかし2019年の秋、新しいタイプの多焦点眼内レンズが薬事承認を受けて国内で正式発売されました。すでに世界65カ国以上で使われており、この多焦点眼内レンズを使うと従来の多焦点眼内レンズのようなデメリットが生じないだけでなく、従来品よりはるかに高い確率で老眼・近視・乱視を矯正できることが分かっています。これなら白内障治療のためだけでなく、「老眼・近視・乱視を治して裸眼生活を送るための方法」としておすすめできます。

ひとたび挿入した多焦点眼内レンズは、生涯、よく見える目として機能してくれます。メガネやコンタクトレンズが必要なくなるわけですから、日々の煩わしさから解放されるのはもちろんのこと、「度数が合わなくなったので買い替えなくては」という手間や費用もなくなります。

私は今日まで、多焦点眼内レンズを用いた白内障手術を数多く行ってきました。日本で現在のような形の多焦点眼内レンズが薬事承認を受けたのは２００７年のことです。その臨床試験が２００２年から日本国内で行われたとき、私はその試験の責任医師の一人である東京歯科大学水道橋病院眼科のビッセン宮島弘子教授の助手として手術をはじめとする治療や臨床研究、診察を行っていました。

以来、多焦点眼内レンズを用いた手術と術後の経過観察に関する研究を続け、経験も積み重ねて２０１０年に戸塚駅前鈴木眼科を開院、現在はほかにも３つのクリニックから成る鈴木眼科グループの代表を務めています。開院後に行った多焦点眼内レンズ手術の件数だけでも約2500件にのぼりますので、国内では多焦点眼内レンズを最も熟知した眼科医の一人であると自負してよいのではないかと思っています。

20年近くの年月、多焦点眼内レンズの研究、手術、治療に携わってきたなかで、2019年秋に新しい多焦点眼内レンズが登場するまで、私はこのような製品が開発される日を待ち望んでいました。「一度手術を受ければ、誰もがメガネやコンタクトレンズを使うことなく、生涯にわたって裸眼で良好な視覚機能を維持できる――そんな多焦点眼内レンズが早く生まれないものだろうか」と考え続けてきたのです。

白内障は早い人なら40歳代で発症し、80歳を超えるとほぼ全員が罹患する目の病気ですから、いずれはほとんどの人が白内障手術を受けなければならない局面を迎えます。そのときになって多焦点眼内レンズの手術を受けるよりも、もっと早い時期に多焦点眼内レンズを使い始めたほうが、老眼や近視、乱視などの煩わしさから解放された快適な日々が長くなります。もちろんその後は生涯、白内障になって手術することもありません。

多焦点眼内レンズの手術を受けたある患者さんが、

「こんなによく見えるようになるなんて、なんだかＳＦ小説の世界みたいですね」

と笑って言いました。

目という身体の一部を人工の眼内レンズに置き換えるのですから、確かにある意味、ＳＦに出てくるサイボーグ技術を彷彿とさせるかもしれません。多焦点眼内レンズというツールで老眼・近視・乱視などを根本的に治療できる時代を迎えたのです。

本書ではそうした多焦点眼内レンズの有用性、実際に手術を受けるときのプロセス、患者さんから聞かれることの多い質問・疑問への答えなどをできるだけ分かりやすく紹介していきます。読者の皆さんが裸眼でもよく見える快適な視覚機能を末永く保ち、より豊かでいきいきとした人生を送るための一助になれば幸甚です。

目次◎メガネ・コンタクトレンズはもういらない！　多焦点眼内レンズ入門

第2章 メガネ、コンタクトレンズが一生いらない！ 〝生涯裸眼生活〟を実現する多焦点眼内レンズ

Contents

第3章 多焦点眼内レンズ手術はこうして受ける――初診から裸眼生活スタートまでのプロセス

Contents

第4章 ここまで進化した多焦点眼内レンズ手術──白内障治療の変遷とともに振り返る

第5章 多焦点眼内レンズ治療の疑問を解決 Q&A

第１章

メガネやコンタクトレンズを使う生活、煩わしくないですか？

「老眼」になっても諦めなかった人たち

「老眼ですね」と診察室で検査結果を言うと、ほとんどの患者さんは諦めと照れくささが合わさったような表情を浮かべます。

「これが老眼なんですね」とため息をついたり「とうとうきましたか」と苦笑いしたり、早々に気持ちを切り替えて「老眼鏡と遠近両用メガネだと、どちらがいいですか?」と聞かれる方もいます。

「老眼は老化現象だから仕方がない」「老眼が始まったら老眼鏡か遠近両用メガネ、あるいは遠近両用コンタクトレンズを使うしかない」という思いは、祖父母や両親の日常を身近に見てきた人なら誰もがもつことでしょう。

しかし、なかには諦めない人もいます。「死ぬまでずっとメガネを手放せないのですか?」「何か、メガネもコンタクトも使わなくて済む方法はありませんかね」と問い掛ける患者さんたちです。

話を聞いてみると、確かにメガネやコンタクトレンズを使う生活は不自由だろうと感じる例がたくさんあります。患者さんの声をもとに、代表的なケースをいくつか紹介します。

ケース１

コンタクトレンズの上から老眼鏡をかけなければならない理不尽

――Aさん（46歳・女性）

メガネは似合うファッションの幅を狭めてしまう

私は高校1年のときから約30年間、ずっとコンタクトレンズを使っていました。近視に乱視が入っていて、裸眼だと1m先もぼやけて外を歩くのが怖い状態でした。

メガネが嫌いというわけではありませんが、どうしても似合うファッションの幅が狭くなります。

それにメガネをかけていると私自身の個性より、メガネの印象のほうが強くなってしまう気がします。きちんと感の強いスーツやパンツスタイルでメガネをしていると、同僚たちに、

「いつもより真面目に見える」

「なんだか頼みごとがしづらい」

などと冗談半分、ホンネ半分のような反応をされます。

年下の営業マンに「話し掛けにくい」と感じさせないよう気をつけてきたのに、実際の私より堅いイメージになるのでしょう。

42歳で老眼!?　遠近両用のコンタクトレンズを作ったけれど……

老眼を自覚したのは42歳のときです。ある日、会社のパソコンでエクセルを使っていると数字がぼやけて見えて、何度も行や列を間違えそうになりました。

近視か乱視が進んだと思ったのですが、かかりつけの眼科で老眼の始まりと診断され、遠近両用のメガネかコンタクトレンズをすすめられたので、迷わずコンタクトレ

ンズを選びました。

けれど困ったことに、遠近両用コンタクトレンズは、私にはまったく合いませんでした。

「独特な見え方に目が慣れるまで時間がかかる」と聞き2カ月ほど我慢しましたが、手元も遠くも少しは見えやすくなったものの、老眼が始まる前ほどは、はっきりと見えません。

駅の電光掲示板で次の発車時間を見るときは前より近づかなければならないし、パソコンやスマホの文字は近づけても離しても、以前にはなかったぼんやり感をどうしても拭うことができないのです。「万遍なく中庸に近づけて、遠くと近くの鮮明さを失ってしまったな」と感じました。

これから一生、メガネを手放せないのでしょうか

レンズの度数を変えることで改善できないかと思い、ショップで相談したところ、「お使いのコンタクトレンズの上に、必要なときだけ老眼鏡をかける方もいらっしゃ

います よ」

と言われました。

コンタクトレンズをつけて、その上にメガネをかける……？

なんだかすごく理不尽な気がしました。メガネをかけたくないからコンタクトレンズにしているのに、両方を使わなくてはならないなんて、本末転倒のような話ではないでしょうか。

眼科の先生に聞いても、答えは同じでした。

「手元の見えやすさ優先でコンタクトレンズの度数を調整しても、遠くを見るときはメガネが必要ですね。左右の目の見え方を変えるモノビジョン法という方法もありますが、今より目が疲れやすくなるんじゃないかな」

結局、「遠近両用メガネをずっとかけるほうがまし」と妥協しました。手元を見るときだけ老眼鏡をかけるのは、「私は老眼です」と言っているようで、どうしてもイヤだったのです。

私が作った遠近両用メガネは、遠・近のほかに「中間距離」もよく見えるタイプで、確かにエクセルの数字も、駅の電光掲示板も、それほど苦労しないで読むことができます。遠近両用コンタクトレンズよりは、鮮明に見える範囲がだいぶ広がったと感じました。

以前と同じぐらいの視覚が戻ってホッとしましたが、「これから一生、メガネを手放せないんだ」という現実が思い出されます。コンタクトレンズに変えても、きっとその上に老眼鏡をかけたりはずしたりの習慣を死ぬまで続けなければならないのでしょう。

ケース2

人生50年目の初メガネはいろいろ苦痛

――Bさん（51歳・男性）

「老眼鏡ぐらいなら」が甘かった

子どもの頃から視力が1・2〜1・5の範囲で動かなかった私は、老眼になるまでメガネをかけたことがありませんでした。そもそも「目がかすむ」とか「ぼやけて見える」というような経験がなく、目薬を使った記憶も、ものもらいになったときぐらいです。仕事で1日5～6時間はパソコンやタブレットを使っていますが、目の健康は常に維持していると自信がありました。

老眼に気づいたのは、近くから遠くへ目を転じたときでした。パソコンのディスプレイを長く見ていたあと、5mほど離れたところにいる同僚に声を掛けようとしたら、目のピントがぼやけて彼の顔がよく見えないのです。

だんだんピンボケがひどくなったので老眼鏡を作りました。これが人生初メガネです。1日中かけているわけではないので、顔に異物がのっている違和感も「使っているうちに慣れてくるだろう」と思いましたが、正直、メガネがこれほど苦痛を伴うものとは知りませんでした。

頭痛や肩凝りがひどくてコンタクトレンズも試しましたが……

クリアな視界優先で縁なしを選んだにもかかわらず、見る範囲に区切りをつけられたような圧迫感を覚えるのです。我慢していると側頭部やこめかみが痛くなり、やがて重い頭痛に変わりました。

かといって老眼鏡を使わずに、目を細めるなどして無理に見ようとすれば、肩や首が凝ってきて仕事に集中できなくなります。鼻パッドにかかる重みも煩わしく、半月もしないうちに「自分にはメガネが向かないのだ」と結論を出しました。

メガネを回避するなら、コンタクトレンズを使うのが一般的でしょう。しかしサンプルを試してみて、これも自分には合わないと諦めました。

目にものが入っている異物感は想像以上に大きいものでした。それに人生50年目の初メガネだけで右往左往している身には、目の中に毎日、レンズを着脱するなどという行為はハードルが高過ぎます。酔って帰宅した場合、自分が安全かつ衛生的にレンズを取り出せるかも心配でした。

仕方なく老眼鏡を使い続けていますが、一向に慣れる気配がありません。私用で携帯を使うときも老眼鏡が手離せず、フォントを大きくしたままの画面を見ると情けなくなります。

なんとかメガネもコンタクトレンズも使わずに老眼を治す方法はないでしょうか。

ケース3

マリンスポーツ、登山、ドライブ旅行……アクティブな日々を楽しみたいのに

――Cさん（64歳・男性）

老眼のせいで気づかなかった近視悪化が免許更新で発覚！

自営業で4年前から代表職を長男に任せ、仕事はボチボチ、あとは趣味中心の気ままな毎日です。ガムシャラに働いてきた60歳代にとり、老後は人生のご褒美《ほうび》だと思っています。

趣味はサーフィンやヨットセーリングをはじめとするマリンスポーツ、国内外の登山、桜前線や紅葉を追い掛けて巡るドライブ旅行など。それぞれに同好の仲間がいて、古なじみの顔ぶれは一緒に年齢を重ねてきました。

老眼鏡を使うメンバーは50歳前後から増えましたが、私が初めてあつらえたのは60歳のときです。周りから「君もとうとう使うようになったか」と冷やかされました。

眼科医によれば、私の老眼はとっくに始まっていたそうです。裸眼視力0・6～0・7の近視ぎみなのでもともと近くにピントが合いやすく、老眼の症状に気づかず

にきたのだろうと言われました。

免許更新で「両眼視力が0・5に低下している」と不合格になり、視力矯正の必要があったので眼科に行きましたが、高齢者の運転が不安視されている昨今を考えれば恐ろしいことです。

サーフィンは周囲が見えないと危険なんです

老眼鏡と一緒に近視用のメガネを作り、普段は近視メガネ、新聞やスマートフォンを見るときは老眼鏡と2つを使い分ける生活が始まりました。

視界は良好。遠くの島や稜線、薄暗い紫色の夕景もよく見える！

近くから遠くまではっきりきれいに見えるようになってみると、私の目はいつの間にか〝よく見えない状態〟に慣れていたのだと理解できました。

しかし、いったんクリアに見える視覚を取り戻すと欲が出てきました。地元の海でサーフィンやウィンドサーフィンをするときは度付きのスポーツメガネをかけるようになったのですが、これがどうにも邪魔でなりません。

サーフィンやウィンドサーフィンは、周囲がよく見えないと危険です。コンタクトレンズは「波の衝撃でずれたり、はずれたりすることがある」と仲間が言うので、最初から選択の範囲外でした。

若い頃ほど頻繁ではありませんが、今でも散歩中にいい波が来るのを見ると、家に帰ってボードを担ぎ出してくる〝おじさんサーファー〟です。死ぬまで波に乗り続けるために体調管理と体力維持を怠らなかったのに、もし目のせいで引退しなければならないとしたら、とても残念です。

ケース4

「早く白内障手術を受けたい」と思っていました

——Dさん（72歳・女性）

66歳でやめたコンタクトレンズ

私は数年前から「早く白内障にならないかしら」と思っていました。病気を待つなんて不謹慎かもしれませんが、7歳上の姉に、「白内障手術をしたら、メガネがいらなくなった」と聞いて、羨ましくて仕方がありませんでした。

姉は近視で、若いときからメガネをかけていました。それが手術を受けたあと裸眼で生活できるようになり、以前より元気で、動作もキビキビして若返った感じでした。「自分の顔もメガネをしないではっきり見えるのよ。こんなにシワとシミだらけとは……」と笑っていました。それで毎日、お化粧もきちんとするようになったそうです。

一方の私は乱視が強くて、若い頃はコンタクトレンズを使っていました。老眼が始まったあとは遠近両用のコンタクトレンズでした。

でもだんだん、コンタクトレンズを使うのが面倒になってしまったのです。目がなんとなくゴロゴロするようになり、眼科の先生に診てもらうと、軽度のドライアイということでした。それも面倒くさいという気持ちに拍車をかけたのだと思います。

しばらくは、外出するときはコンタクトレンズ、家にいるときはメガネと使い分けていましたが、定年退職後、外に出掛ける日がぐっと減りました。66歳のとき「メガネをしようがしなかろうが、誰も気にしないわね」と自分に言い訳して、コンタクトレンズを使わなくなってしまったのです。

孫を抱っこするとメガネをいたずらされて困りました

メガネの生活も、色の入ったレンズを選んだので目元のシワを隠してくれますし、フレームがしゃれたものをいくつか選び、服に合わせてメガネを替えて楽しむことができます。

それでも「やはりメガネはないほうがいいわ」と思ったのは、一つには姉が白内障手術を受けてメガネを使わなくなったからです。でも、もっと大きな理由は、3人目の孫が関係しています。抱っこしたり膝の上にのせたりしていると、何が面白いのか、私のメガネを夢中ではずそうとするのです。一度、孫の手が偶然に引っ掛かってメガネが飛んでいったことがあります。危ないと思ってメガネをはずすと、孫の顔がぼやけて見えてしまいます。

抱っこしてあやすことのできる期間はそう長くないのに、かわいい顔や仕草をはっきり目に焼き付けられないのは残念なことだと感じています。

さまざまな悩みを解決できる「最新の老眼治療」とは

これら４人の患者さんはプライバシー保護のため、個人を特定できないよう少しずつ人物像を変えていますが、実際に当クリニックで老眼治療を受けた方たちです。それぞれの悩みを抱えて来院し、老眼治療によってメガネやコンタクトレンズを使わない「裸眼生活」を手に入れました。ほかにもすでに１２００人以上の患者さんが裸眼生活を実現しています。

この老眼治療は「多焦点眼内レンズ手術」を用いて行います。耳慣れない名称かもしれませんが、手術の手法は現在、国内だけで年間１４０万件以上も行われている白内障手術とまったく同じです。したがって臨床例は十分にあり、安全性や有用性も証明された確実な治療法といえます。

例えば入れ歯に代わる歯の治療法としてインプラントが登場したように、老眼でもメガネやコンタクトレンズを使わずに生活できる方法が開発されたとしたら、あなたはどう思いますか？

それが老眼・近視・遠視・乱視を治して裸眼生活を可能にする「多焦点眼内レンズ手術」なのです。

第２章

メガネ、コンタクトレンズが一生いらない！〝生涯裸眼生活〟を実現する多焦点眼内レンズ

「多焦点眼内レンズ」とはなんでしょう？

老眼・近視・遠視・乱視を治療する「多焦点眼内レンズ手術」について説明するには、まず「多焦点眼内レンズ」のことを知っていただく必要があります。

すでに多焦点眼内レンズを知っている方は、身近に白内障手術を受けた人がいるのかもしれません。多焦点眼内レンズは長い間、進行した白内障に対する白内障手術にのみ用いられてきたからです。

白内障手術を知らない人のために、ここで白内障手術と多焦点眼内レンズの関係を簡単に説明しておきましょう。

白内障手術は、白内障のせいで白く濁ってしまった目の中の水晶体を取り除き、代わりに人工の眼内レンズを挿入する手術です。

水晶体は本来的に、カメラでいう「レンズ」と「ピント調節」の役割をもっています。手術で水晶体を取り除くとそれらの機能がなくなってしまいますので、水晶体の代わりに入れる眼内レンズの機能を向上させることが、術後の目の機能を良くするための大命題でした。

眼内レンズが発明される前は、水晶体を取り除くだけで手術が完了していました。その状態では視界が明るくなっただけでほとんどなにも見えないため、手術を受けた人は常に分厚いレンズのメガネをかけなければなりませんでした。いわゆる「牛乳瓶の底のようなメガネ」です。

最初に開発された眼内レンズは、一定距離にのみ焦点（ピント）が合う「単焦点眼内レンズ（モノフォーカルレンズ）」でした。

この単焦点眼内レンズの場合、例えば手元がはっきり見えるようにしたい人は、近方（近距離）に焦点が合う度数の単焦点眼内レンズを選んで眼内に挿入します。そして、それ以外の距離のものを見たいときは近視用のメガネをかけます。

反対に、遠くをはっきり見たい人は遠方（遠距離）に焦点が合うような度数で単焦点眼内レンズを選び、手元を見るときは老眼鏡を使います。要するに、近方を選んだ人も遠方を選んだ人も、選ばなかった距離のものを見るときはメガネが必要になります。

その後、近くも遠くも見える「多焦点眼内レンズ」が開発されました。多焦点眼内レンズは簡単にいうと、メガネやコンタクトレンズで「遠近両用」と呼ばれるものと同じ機能をもちます。

メガネの遠近両用レンズが二重焦点から三重焦点などへ進化したように、多焦点眼内レンズも「遠方（3～5m以上）＋近方（40㎝以下）」の2焦点眼内レンズ、「遠方＋中間距離（1m前後）」の（2焦点）焦点深度拡張型眼内レンズ（EDOFレンズ）、そして「遠方＋中間距離＋近方」を網羅する3焦点眼内レンズ（トリフォーカルレンズ）へと進化を遂げてきました。名称のせいで少し分かりにくいかもしれませんが、つまり「多焦点眼内レンズ」には、2焦点タイプの多焦点眼内レンズ（2焦点眼内レンズ）と、3焦点タイプの多焦点眼内レンズ（3焦点眼内レンズ）とが含まれているのです（このいずれとも違うコンセプトのものもありますが、ここでは割愛し、197～198ページのQ&Aで説明・紹介します）。

今や老眼治療は多焦点眼内レンズ手術が主流の時代に

　このように「白内障手術を受けたあとの目に、より快適な視覚機能を」というコンセプトで改良が重ねられてきた眼内レンズですが、最新の進化形である３焦点タイプの多焦点眼内レンズを用いる手術は、気がつくと「白内障の目」だけでなく、「老眼の目」全般にとっても最も有効で安全な根本的治療法になっていました。

　老眼はご存じのように、老眼鏡や遠近両用メガネ、遠近両用コンタクトレンズなどを使って矯正するのが一般的です。これは自分の目に合った度数のものを買い求め、日常で必要なとき着脱すればよいので気軽に使用できます。

　しかし使用しないときの目は元の状態のままですから、広い意味では対症療法ということになります。老眼を根本的に解消できたわけではありません。

それ以外の既存の老眼の治療法としては、「ＣＫ（Conductive Keratoplasty、伝導性角膜形成術）」「モノビジョンレーシック」「角膜インレイ挿入術」「Ａｄｄ－ｏｎレンズ」などが挙げられます。いずれもある程度は普及していますが、その効果は残念ながら「それぞれそれなりに長所がある半面、少なくない短所がある」というのが現状です。

例えばＣＫは、手術で高周波を角膜の周辺部に当てることによって角膜のカーブを変形させ、近方にピントが合うようにして老眼を矯正します。手術といっても１分ほどで処置が終わり、リスクも費用も低く抑えられる方法ですが、水晶体は依然として残っているため、手術後も老眼は進行します。また、水晶体が老化すればほぼ１００％の確率で白内障が発症しますから、悪化した時点でいずれは白内障手術が必要になります。

レーシック（ＬＡＳＩＫ）手術で左右の視力に差をつけて遠近両用効果を実現しようとするモノビジョンレーシックも、水晶体の老化を防ぐことができない点ではＣＫと同様です。手術後も老眼の進行や白内障の悪化は続いてしまうのです。

老眼治療の決定版といえるものがまだ存在していなかったなか、登場とともにその主流となったのが多焦点眼内レンズ手術です。現在では多くの眼科医療機関が「多焦点眼内レンズによる治療」を診療項目に挙げ、ウェブ上でその有効性を盛んに紹介するようになりました。

特に３焦点タイプの多焦点眼内レンズは登場して間もないにもかかわらず、この広がりの早さは目を見張るものがあります。

私は長い間、多焦点眼内レンズを用いた白内障手術を行いながら、自信をもって老眼治療にも用いることのできる多焦点眼内レンズが開発される日を待ち望んでいました。ですから先ほどは「気がつくと――」と書きましたが、個人的には「ようやくここまできた」と、感慨深く３焦点眼内レンズの登場を迎えたのが正直なところです。

2焦点タイプの多焦点眼内レンズが抱えていた「弱点」

これらの進歩と普及の背景には多焦点眼内レンズの性能の向上に熱意を注いだ、たくさんの研究者や技術者の存在があったことはいうまでもありません。

3焦点タイプより先に開発された2焦点タイプの多焦点眼内レンズは、前述のとおり「遠方＋近方」または「遠方＋中間距離」にピントが合うようにできています。単焦点眼内レンズに比べるとメガネの使用頻度は格段に減りますが、「遠方＋近方」は中間距離の視力、「遠方＋中間距離」は近方の視力がどうしても出にくいのが弱点です。視力が出ない場合、メガネをかけて視力を補う必要があります。

図表1は、2焦点眼内レンズ使用の白内障手術（水晶体再建術）を日本全国で受

図表１　多焦点眼内レンズ（2焦点）を使用した白内障手術後のメガネ依存度

（回答者数＝412人）

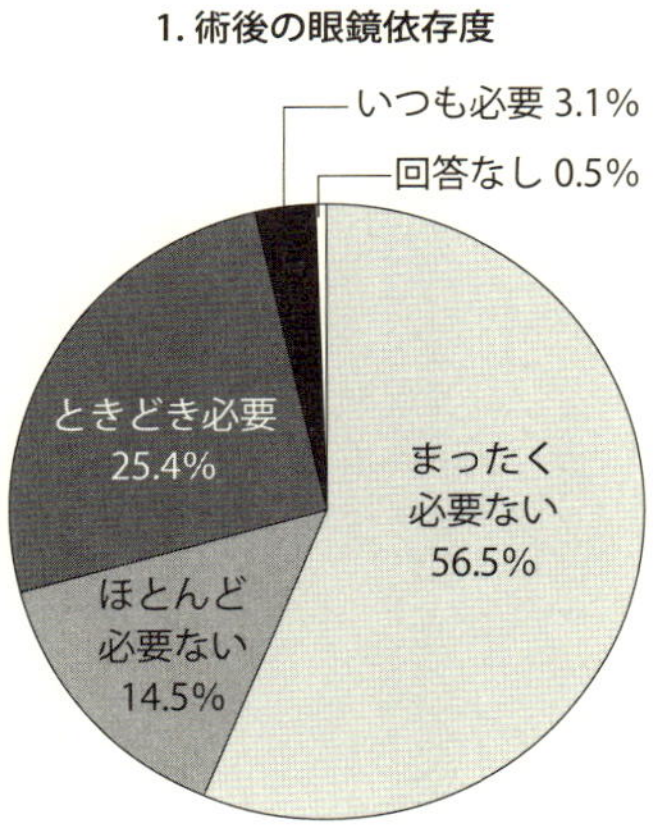

出典：『AMERICAN JOURNAL OF OPHTHALMOLOGY 2019』

けた患者さんへのアンケートの結果です。眼科の学術雑誌『AMERICAN JOURNAL OF OPHTHALMOLOGY 2019』に掲載されたもので、両眼を手術した４１２人から回答を得ています。

これを要約すると、術後のメガネへの依存度は「まったく必要ない」が56・5％、「いつも必要」が３・１％、その中間である「ほとんど必要ない」と「ときどき必要」が計39・９％となります。「ほとんど必要ない」「ときどき必要」と答えた人は、前出のような視力が出ない距離のものを見るときにメガネを使用していると考えられます。

半数以上の人はメガネをまったく使わない裸眼生活が実現できたわけですから、2焦点タイプの多焦点眼内レンズもかなりの程度まで「老眼治療の効果を挙げられる」といえます。しかし、この確率では老眼治療に用いることはできません。白内障治療を主目的とした手術で「老眼も治療できた」というのと、老眼治療を主目的に行う手術とでは求められる確実性の度合いには差があります。

老眼治療に用いる3焦点タイプの多焦点眼内レンズ

2焦点タイプの多焦点眼内レンズは「裸眼生活を実現する老眼治療」への道を切り拓いたものの、その完成には3焦点タイプの登場を待たなければなりませんでした。

3焦点タイプの多焦点眼内レンズは、ベルギーのＰｈｙｓＩＯＬ社が実質的に世界で初めて開発に成功し、商品化しました。２０１１年に発売された「ファインビジョン（Fine Vision）」という製品名の多焦点眼内レンズです。

ファインビジョンは中間距離の見え方の精度が高く、例えばパソコンのディスプレイや調理中の手元などが非常に見やすいのが特徴です。２焦点眼内レンズに比べると鮮明に見える距離の範囲が広がり、術後に「メガネを使わなくてもよくなった」と言われる患者さんが急増しました。

しかし一方で、別の弱点がまだ残っていました。それはレンズの光エネルギーの利用率がやや低いなどの理由により、薄暗いところでは特に最初は少しものが見えにくかったり、コントラストがやや低かったりという点です。

そこへ２０１９年、米国のアルコン（Alcon）社が新しい3焦点タイプの多焦点眼内レンズとして「パンオプティクス（AcrySof IQ PanOptix Trifocal）」の販売を開始しました。

このレンズは3焦点であるという最大の長所以外にも、明るさの変化に影響を受けにくく、遠方・中間距離・近方のすべてにおいて光エネルギーを効率的に網膜へ届けられるよう設計されています。このことにより、術後に裸眼で生活できる可能性が大きく広がったことが、私にとっては「待ちに待った」と言いたいような喜びでした。

老眼・近視・遠視・乱視を治療する多焦点眼内レンズ手術は、このパンオプティクスの登場によって実際上、完成されたといっても大げさではありません。私自身、実際に執刀医の立場で、このレンズを手術で使用した方の術後の高い満足度を目の当たりにして、これまでのどの多焦点眼内レンズをもしのぐ性能を実感しています。少なくとも私が「これなら白内障の治療のみならず、老眼・近視・遠視・乱視を解消する手段としても自信をもって患者さんにすすめられる」という考えに達したのは、パンオプティクスを使用した手術の結果に確かな手応えを感じたからなのです。

65カ国以上で使用されている「老眼矯正眼内レンズ」としての実績

パンオプティクスが日本アルコン社から国内で正式発売されたのは2019年10月のことです。それは同年6月に厚生労働省による薬事承認を受けての登場でした。

「薬事承認」はその製品を製造・販売する企業からの薬事申請を受け、厚生労働省が審査して有効性や安全性を認めたものに下りる認可です。眼内レンズでは単焦点眼内レンズ全般と、多焦点眼内レンズの一部が薬事承認を受けています。

具体的にはすでに「アクリソフＩＱアクティブフォーカス（ACTIVE FOCUS）」「テクニス・シンフォニー（TECNIS Symfony）」「テクニス・マルチフォーカル（TECNIS MURTIFOCAL IOL）」「アクリソフレストア（ReSTOR）」「ＨＯＹＡ アイシー（iSii）」という5種類が認可を受けていましたが、これらは2焦点タイプの多焦点眼内レンズでした。したがってパンオプティクスは、日本で初めて、そして厚生労働省から有効性と安全性を承認された3焦点タイプの多焦点眼内レンズということになります。

有効性と安全性の高さを物語るデータをいくつか挙げてみましょう。

パンオプティクスはすでに本国アメリカをはじめ、世界65カ国以上で使用されています。日本と同じように白内障手術に用いられ、老眼を治療するための「老眼矯正眼内レンズ」としても実績を挙げているのが特徴です。海外では日本に比べ、多焦点眼内レンズ手術による老眼・近視・遠視・乱視治療の普及が進んでいるわけです。

日本アルコン社の発表によれば、術後9～12カ月の患者58人を対象に調査したところ、94・8%に当たる55人が「術後にメガネが不要になった」と答えたといいます(Short term visual outcomes of a new trifocal intraocular lens; García-Pérez et al. BMC Ophthalmology 2017)。

また国内の2カ所の医療機関で行った臨床試験では、パンオプティクス使用の白内障手術を受けた患者68人の120～180日後の視力を調べています。こちらは両眼の裸眼視力が遠方と中間距離で０・７以上の人が98・５％、近方で０・４以上の人も同じく98・５％という好結果です。

なお、パンオプティクスが設定している遠方・中間距離・近方は、一般的な眼内レンズの距離設定と多少異なります。「遠方」はゴルフなどのスポーツ、テレビ視聴、運転時を想定した５ｍ以上の距離、「中間距離」はパソコンの使用や料理をするときに適した60㎝、「近方」はスマートフォンや読書、新聞を読むときの40㎝です。より具体性を重視した、生活シーンに密着する距離設定といえるでしょう。

先行のファインビジョンも、２０１９年11月に改良版「ファインビジョンTriumf」を発売しました。薄暗い場所での見えにくさや不適合例の多さなどの弱点が改善され、3焦点タイプの多焦点眼内レンズならではの有効性が際立つようになっています。

したがって現在、日本国内では裸眼生活を実現する老眼治療としての多焦点眼内レンズ手術には、多焦点眼内レンズのなかでも3焦点タイプの「パンオプティクス」または「ファインビジョン」および「ファインビジョンTriumf」が主に使われています。前述のように、このなかで日本の厚生労働省の認証を得ているのはパンオプティクスのみです。

世界に目を向ければこのほかにも3焦点眼内レンズやほかの理論・技術的背景に立脚した眼内レンズ製品は複数発売されています。しかし、いずれも日本国内では実績が少なく、しかも当然すべて日本の厚生労働省未承認のレンズとなります。ただし未承認だから悪い製品ということでは必ずしもありません。後述しますが患者さん一人ひとりの異なった目の状態や近視度数などによっては、ここで紹介している眼内レンズ以外のものを選択する場合もあります。

老眼・近視・遠視・乱視……すべてを解消できる理由

多焦点眼内レンズのことをざっと理解していただけたでしょうか。
次に「多焦点眼内レンズ手術を受けると、どうして老眼も近視も遠視も乱視も解消できるのか」ということを説明したいと思います。

ちなみに弱い遠視の場合、老眼になるまでは「遠視を治したい」と希望する患者さんはほとんどいません。そのためあえて遠視治療について触れることはまれですが、強度の遠視でメガネやコンタクトレンズを常用しているのであれば、近視や乱視と同じように、多焦点眼内レンズ手術で裸眼生活の実現に向けて治療することができます。ただし、非常に強い遠視や乱視あるいはその左右差が子どもの頃からある人のなかには、弱視といって、度数の矯正、例えばメガネやコンタクトレンズによる矯正をしても視力が出ない方もいらっしゃいます。そのような場合、多焦点眼内レンズが適さないこともありますので、注意が必要です。

話を戻しますと、多焦点眼内レンズ手術でそれらを解消できる理由を簡単にいうと、多焦点眼内レンズ手術では老化してピント調節機能が衰えた水晶体を取り除き、代わりに複数の距離にピントが合う多焦点眼内レンズを挿入するからです。

メーカー各社が製造する多焦点眼内レンズそれぞれの製品は、幅広く細かい度数の区切りによって細かく作り分けられています。患者さんの目に合わせて最適な度数のレンズを選べば、近視の目も遠視の目も老眼と一緒に治すことができるのです。

そして近視や遠視以外に乱視があって、その矯正が必要な場合は、同時に乱視も矯正できる機能をもつ眼内レンズを使用します。これは製品ごとに乱視専用の「トーリック眼内レンズ」として用意されています。

もっと詳しく知りたい読者のために、ここからは目の構造と仕組みについてお話しします。

「そんなことは知っている」「早く具体的な治療の受け方を知りたい！」という方は読み飛ばしても大丈夫です。後ろの章を読んで聞き慣れない単語や各部位の名称が出てきたときは、戻って拾い読みをしてください。

図表2は、ヒトの目を横から見たときの断面図です。

光は角膜から目に入り、瞳孔（虹彩《こうさい》によって形作られる）、水晶体、硝子体と通り抜けて、いちばん奥の網膜《もうまく》で像を結びます。網膜に映し出された像を、網膜の外層に分布する視細胞がキャッチして信号化します。その情報が脳の視覚中枢へ送られて、

図表２　目の構造とものの見える仕組み

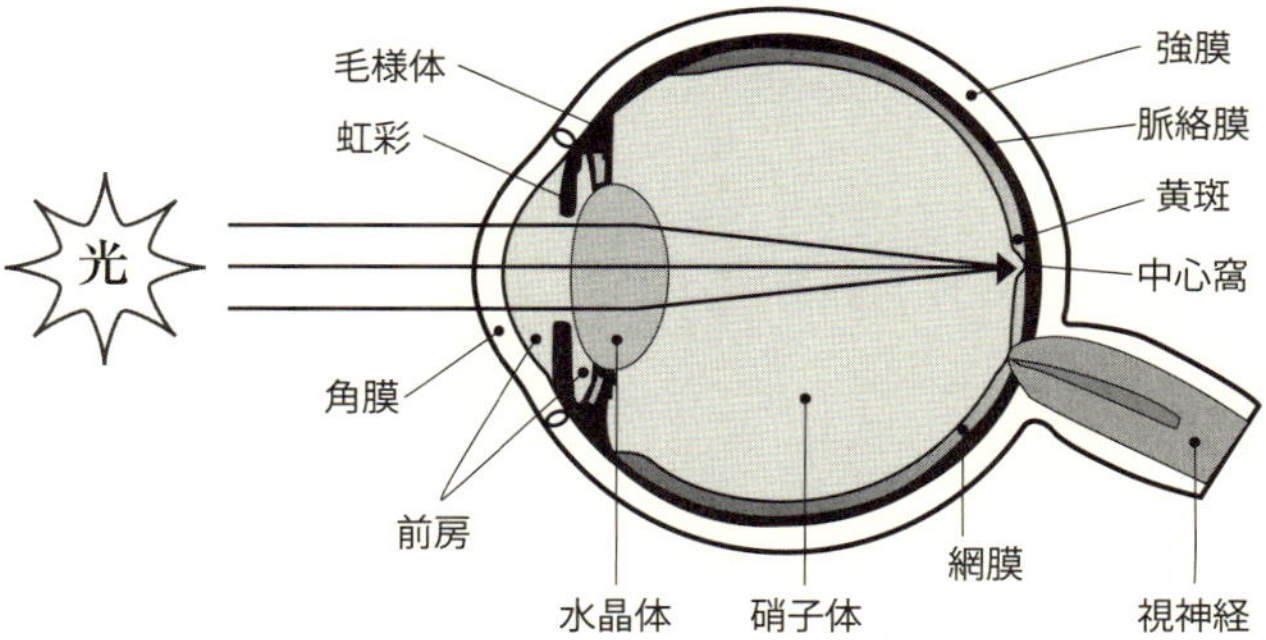

処理されて認識されると、脳が「見えた」と感じます。これが「ものが見える」という現象です。

老眼のメカニズムは、角膜から水晶体までの仕組みを知ると理解しやすくなります。

目のいちばん前面に位置するのが通常ほぼ完全に無色透明の「角膜」です。光の入り口であり、光を屈折させることでカメラでいうレンズの役割も務めています。

次がドーナツ状の膜「虹彩（茶目）」、ドーナツの穴に見えるところが「瞳孔（黒目）」です。日本人なら虹彩は茶色、瞳孔は黒色をしているように見えますが、実は瞳孔は単なる穴で実体はありません。最奥に位置する網膜の色素上皮が光を吸収してしまうため、外からは黒い何かがあるように見えるのです。

目に入ってくる光の量を調節する虹彩は、カメラの絞りに当たります。光が多いときは絞りを強めて瞳孔を狭め、少なくて暗いときは逆に弱めて瞳孔を広げます。

そして瞳孔の奥にあるのが「水晶体」です。老眼・近視・遠視・乱視治療の多焦点眼内レンズ手術を含む白内障手術で除去するのはこの部分です。タンパク質と水分で構成された、元来はほぼ透明な組織で、形状は前から見ると円形、横から見るとラグビーボールのような楕円形の断面です。

水晶体は「水晶体嚢《すいしょうたいのう》」という、薄く透明な嚢《のう》（袋）状の膜に覆われています。手術では水晶体を取り除きますが、水晶体嚢は前面部（前嚢）を丸く切り抜くだけで、それ以外の部分は残します。水晶体の代わりとなる眼内レンズを、水晶体嚢の中に収めなければならないからです。

手術の内容に少し触れておくと、水晶体嚢の中から水晶体を取り出すとき、それより手前にある角膜に刃先が極小のメスで２～３㎜の創口部を作ります。これは手術後に縫合をしなくても、通常自然に閉じます。

また虹彩は手術前に使う目薬（散瞳薬《さんどう》）で開いた状態になっていますので、傷付けることなく手術が可能です。水晶体嚢の切り抜いた部分も、日常では虹彩に隠れてカバーされています。

多焦点眼内レンズ手術や白内障手術が日帰りでも安心して受けられるのは、このような手術工程が10分前後かそれ以下の時間で完了し、創口部も小さくて治癒しやすいことに理由があります。手術の内容は第3章で詳しくご紹介します。

老眼はオートフォーカス機能が故障した状態

水晶体を正面から見ると、その外側の周縁に「毛様体筋《もうようたいきん》」という筋肉があります。

毛様体筋から伸びた「チン小帯《しょうたい》」という網目状の繊維組織が水晶体嚢の外縁部に密

着しており、水晶体の位置を固定させているのです。

先ほど「角膜はレンズの役割をもつ」と書きましたが、水晶体もレンズの役割を担っています。角膜は凸レンズのように光を屈折させますが、形をほとんど変えられないのでピント調節はできません。その点、水晶体は元来、弾力性と柔軟性があり、毛様体筋やチン小帯と連動することにより、ピント調節の機能も果たしています。

例えば遠くを見るとき、毛様体筋はゆるみます。するとチン小帯でつながった水晶体嚢が引っ張られ（このプロセスの理解は少し直感に反する場合もあって分かりづらいのですが）、内部の水晶体ごと、楕円形の厚みが薄くなる仕組みです。薄くなった水晶体は屈折力が低下し、遠くにピントを合わせることができるのです。

反対に、近くを見るときは毛様体筋が収縮し、チン小帯はゆるんで、水晶体が厚みのある状態のままでものを映します。この毛様体筋とチン小帯と水晶体が連動した「引っ張られたり、ゆるんだり」の動きで、目はピントを調節しています。

若い頃の健康な目は、いわばカメラのオートフォーカス機能がうまく働いている状態です。毛様体筋が素早く動き、水晶体も弾力があって柔軟なため、意識しなくても脳との協働により、自然にピントの位置を調節してくれます。

しかし年齢を重ねると毛様体筋が衰え、水晶体は弾力を失って硬くなっていきます。その結果、オートフォーカス機能が働かなくなり、ピント調節がうまくできなくなった状態が「老眼（老視）」なのです。

近視・遠視・乱視が「屈折異常」と総称されるのに対し、老眼は「調節異常」というカテゴリーに含まれます。調節異常は毛様体筋が衰え、水晶体は硬くなって伸び縮みできなくなったことにより、ピント調節機能がうまく働かなくなった状態を指します。

「老化」は防ぎようのない「身体の酸化」が一因

毛様体や水晶体、虹彩は、加齢によって十分な機能を失います。つまり老化現象の一種ですが、この私たちが日常で使う「老化」という言葉は、実は身体の「酸化」と密接な関係があることが分かってきました。

「酸化」とは一般的に、ある物質が酸素と結合して変質することを指します。鉄が錆びるのも酸化ですし、揚げ油が次第に劣化するのも酸化です。

私たちの身体も鉄や揚げ油と同じように、日々、酸化を繰り返しています。なぜなら人間は、呼吸をしなければ生きていけないからです。

人間は呼吸をして生きています。呼吸で体内に取り入れた酸素は、血液中の赤血球によって全身の細胞に運ばれます。そして細胞内でブドウ糖や脂質を燃やし、生命を維持するために必要なエネルギーを生み出します。

ところが体内に入った酸素の一部は、「活性酸素」という物質に変化します。

適度な量の活性酸素は細菌やウイルスを死滅させたり、食品添加物などの有害化学物質を無害化したりと私たちの身体のために働いてくれます。しかし量が増え過ぎると、健康な細胞まで攻撃し始めます。

この活性酸素こそが身体を酸化させる張本人であり、攻撃された健康な細胞が損傷を受けることが酸化（酸化的障害）の正体なのです。

老化の原因は諸説あり、現在もすべてがはっきり分かっているわけではありません。例えば「老化や寿命は、その生物にあらかじめプログラミングされた死への過程」とか、「機械や道具と同じで、長く使っているうちガタがくるだけ」という意見などさまざまな説があります。

しかし近年は「活性酸素によって身体の血液、細胞や組織が酸化し、機能が衰えていくことが老化現象」という考え方も老化の原因の一つとして有力視されています。その説に従えば、生きて呼吸をしている限り、身体の酸化＝老化は致し方ないということになるでしょう。

なお人間の身体にはもともと、余分な活性酸素を取り除くような酸化防止システム、すなわち「抗酸化力」をもつ酵素グループの生産機能なども備わっています。ただそれも年齢を重ねると働きが弱まり、40歳を過ぎると抗酸化力は急速に減少します。いずれにしても加齢は身体の機能を低下させて、若い頃には簡単だったことを難しく変えてしまうのです。
活性酸素の量と抗酸化力とのバランスが崩れた状態を「酸化ストレス」といいます。
酸化ストレスを招くリスク因子には、次のものが考えられます。

酸化ストレスのリスク因子

◇喫煙・受動喫煙（煙、タール成分など）
◇紫外線
◇放射線（ガンの放射線療法を含む）
◇大気汚染物質（排気ガスを含む）
◇酸化した物質の摂取（焦げた料理、腐った食品など）
◇過度の飲酒
◇過労・過度な運動
◇精神的ストレス

目への影響でいえば、このなかで特に注目したいのは紫外線です。光がなければ目は見えませんから、光に含まれる紫外線のリスクは避け難いものといえます。

「老眼」になればほぼ「白内障」も始まっている

水晶体の話に戻りましょう。

水晶体は酸化が進んで老化すると、主に２つの症状となって目の機能を低下させます。

１つは水晶体や毛様体筋が柔軟性を失って硬くなり、ピント調節がうまくできなくなる老眼です。

もう１つは水晶体が白く茶色く濁り、ものがダブって見えたりかすんだりする白内障です。白内障は外傷や先天的要因によっても起こり得る目の病気ですが、そのほとんどは40～50歳代から始まる「加齢性白内障」とされています。

老眼と加齢性白内障はどちらがどの程度の早さで進行するかは個人差がありますが、老眼は早い人で30歳代後半から始まり、50歳前後でほとんどの人が自覚症状を感じます。

図表3は、加齢によって水晶体のピント調節力が低下することを示したグラフです。これを見ると、ピント調節力は10歳のときからすでに衰え始めていることが分かります。しかし実際には、３Ｄ（ディオプター）程度の調整力があれば日常で「目のピントが合わないな」「ぼやけて見えるな」などとはっきり感じることはめったにありません。実際に少し自覚が出てくるのは４Ｄを下回った頃からであり、すなわちそれが老眼の始まりです。

老眼を自覚する時期は、正視や乱視の人なら45歳頃からが一般的です（左図）。もともと遠視の人の場合は、比較的早くに老眼に気づくでしょう。症状も40歳前後で始まることが多いといわれます。

近視の場合は、自覚するのが遅くなるかもしれません。老眼は一般的に、手元など近い距離が見えづらくなることから始まります。近視の人は、正視や遠視の人に比べ

図表３　年齢・調節力曲線

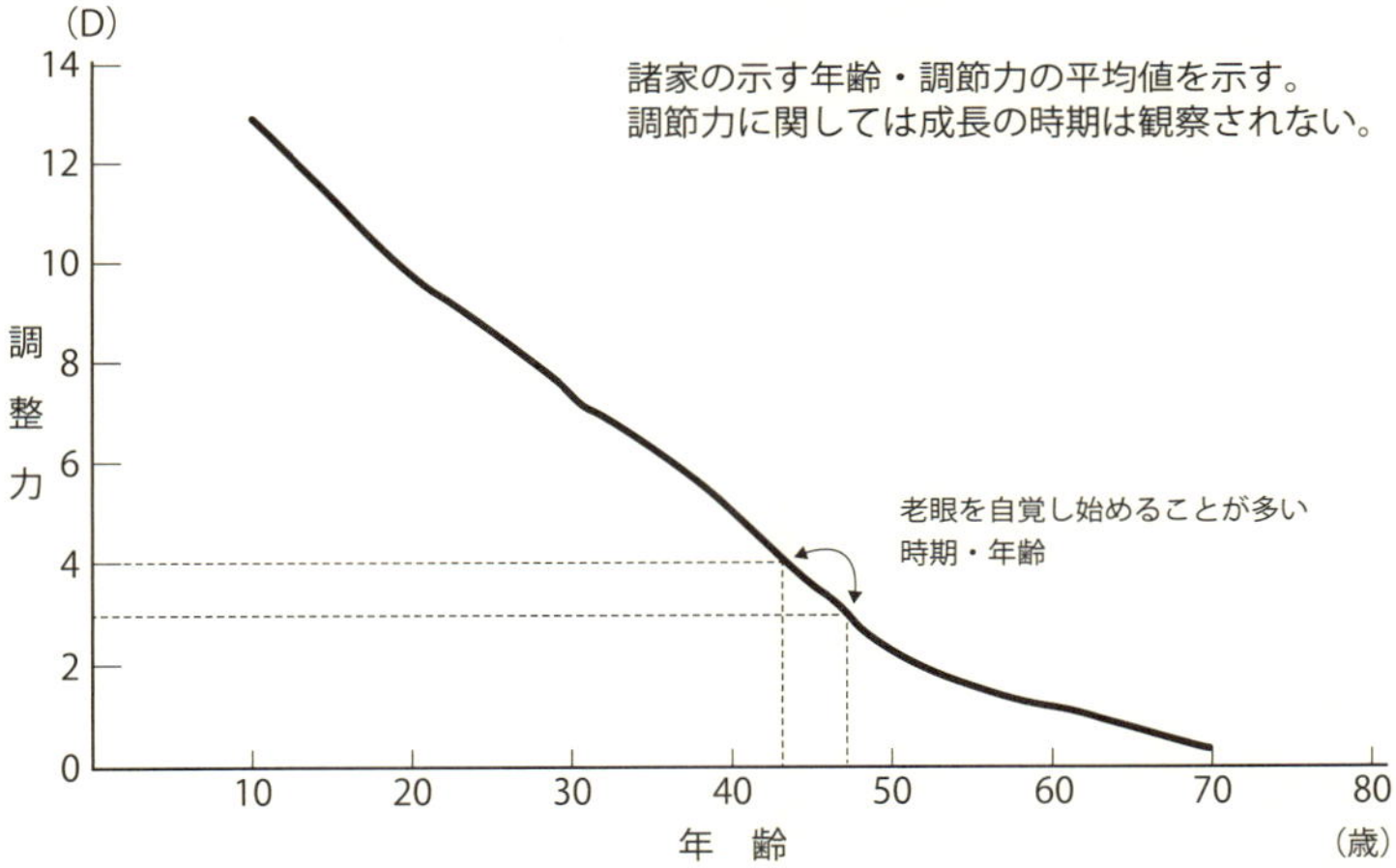

（出典：『専門医のための眼科診療クオリファイ①屈折異常と眼鏡矯正』編集：大鹿哲郎）

て調節力を使わなくても近くがよく見えるため、老眼が始まったことに気づかないケースが多いのです。

ただし日頃からメガネやコンタクトレンズで近視を矯正している場合は、「裸眼のほうが近くを見やすい」と感じて老眼を自覚します。

老眼の症状には、次のようなものがあります。

老眼に気づきやすい諸症状

◇気がつくと新聞や本、スマー

トフォンなどを目から遠ざけて見ている
◇食品や洗剤などの裏に書かれている細かい文字の成分表示が読めない
◇スマートフォンのフォントサイズ（文字のサイズ）を大きくしている
◇メガネやコンタクトレンズをはずしたほうが近くのものを見やすい
◇メイクやヒゲ剃りのとき、鏡の中の自分がはっきり見えない
◇手芸など細かい手仕事が見づらくなった
◇近くから遠く、遠くから近くへ視線を転じると焦点が合うまで時間がかかる
◇薄暗い場所で字が読みにくい
◇明るいところから暗いところへ行くと、なかなか見えるようにならない
◇眼精疲労で頭痛、肩凝り、食欲不振、吐き気などが起きるようになった

40〜50歳で老眼に気づいたあとは、誰でも70歳頃まで確実に進行していきます。人によって感じ方としてはしばらく同じ見え方の期間が続き、ある時期から急激に進行することもあります。

いずれにしても、見えにくくなった状態のまま放置したり我慢したりしていると、

目の負担が大きくなって疲労がたまって、ますます症状が悪化することになります。老眼が始まったら、少なくとも3年ごとに眼科を受診し、目に合った度数のメガネやコンタクトレンズに作り替えることが推奨されてきました。

最初の頃は視覚の違和感に慣れず、見えにくさを感じるたびにメガネやコンタクトレンズを買い替えてきちんと対応する人も多いのですが、だんだんに見えにくい状態が当たり前となり、目に合わない度数のものを使い続ける人が増えていくのです。

そういう人は白内障が進行し、視界が白くかすむ、ものがダブって見えるなどの症状が現れるようになって眼科を訪れるケースがよくあります。あるいは運転免許の更新へ行って視力検査に引っ掛かり、急いで受診する人も少なくありません。

一方の加齢性白内障も、早い人で40歳代から発症します。自覚症状が出るのは60歳代後半以降がほとんどですが、過去に行われた調査では、50歳代で37～54％、60歳代で66～83％、70歳代で84～97％、そして80歳代では１００％の人が白内障を発症していることが報告されています（２００２年発行『科学的根拠〈evidence〉に基づく白内障診療ガイドラインの策定に関する研究』より）。

以前は「老眼と白内障はまったく無関係のもの」と考えられていましたが、前述のように加齢性白内障と老眼に限っていえば、「どちらも水晶体の40歳以上の老化という生理現象に基づくもので、関係が深い」ということが分かってきたのです。

近視・遠視・乱視は「屈折異常」

老眼はピント調節機能の衰えが原因ですが、近視や遠視、乱視は光の屈折具合に問題があります。

51ページの**図表2**をもう一度、見てください。水晶体の奥には、ほぼ無色透明のゼリー状の組織でできた「硝子体」があります。目に入ってきた光は角膜、瞳孔、水晶体を経て硝子体も通過し、最奥部の網膜上に、見ているものの像を映し出します。

角膜と水晶体が光をうまく屈折させて調節しなくても網膜上にピントを合わすこと

ができれば、ものははっきり鮮明に見えて安定します。これができる目を「正視《せいし》」といいます。

「近視」は角膜や水晶体の屈折力と網膜の位置とがうまく噛み合わず、網膜よりも手前で像を結んでしまう状態をいいます。

もしも角膜や水晶体の屈折力は普通なのに、眼球が前後に長過ぎて網膜までの距離が遠いのなら、それは「軸性《じくせい》近視」と呼ばれる種類の近視です。反対に、眼球の形や網膜までの距離は普通なのに角膜や水晶体の屈折力が強すぎる場合は「屈折性近視」と呼ばれる近視です。この両者は、合わさっている場合が少なくありません。

「遠視」は近視と逆の状態です。ピントが合って像を結ぶ場所が、網膜の後方に位置しています。眼球の長さが短くて起きる遠視は「軸性遠視」、角膜や水晶体の屈折力が弱くて起きる遠視は「屈折性遠視」です。

「乱視」は同じ屈折異常でも、近視や遠視とメカニズムが異なります。角膜または水晶体の球面（表面のカーブ）にゆがみや凹凸があり、場所によって光の屈折がずれてしまうため、どこにも像を結ばない状態の目です。目を細めるといくらか見やすくなる場合もありますが、常にものがブレたりぼやけたりして見えて、完全にピントを合わすことができません。

角膜にゆがみがある乱視を「角膜乱視」といい、水晶体がゆがんでいる乱視を「水晶体乱視」といいます。

それとは別に「正乱視」と「不正乱視」の違いもあります。

正乱視のゆがみは、球面を一定方向からつぶしたような形状をしています。程度の差はありますが、大概の人は正乱視をもっています。特に角膜は、むしろ完全にきれいな球面を保っていることのほうが少ないのです。

正乱視であればトーリック多焦点眼内レンズで老眼とともに矯正が可能ですが、不正乱視は残念ながら、確実に矯正治療できる眼内レンズがまだありません。

不正乱視は球面上のゆがみが不規則で、凸凹になっている状態です。ほとんどの場合、外傷（目のケガ）や眼疾患（円錐《えんすい》角膜や翼状片《よくじょうへん》など）が原因で引き起こされます。

不正乱視の場合、多焦点眼内レンズ手術以外の対症療法でもメガネやソフトコンタクトレンズでは矯正できず、ハードコンタクトレンズのみの対応となっているのが現状ですが、不正乱視の程度や原因によっては治療が可能な場合もあります。思い当たる方は一度、眼科で検査を受けて確かめてみることをおすすめします。

老眼症状を伴う近視・乱視なら多焦点眼内レンズ手術がベスト

仮にあなたがまだ老眼や白内障になっていないのなら、近視や乱視を治療する方法は多焦点眼内レンズ手術のほかにも考えられます。

例えば、「レーシック」を受ければ近視や遠視、乱視を矯正することができます。レーシックは角膜をエキシマレーザーで削り、角膜のカーブを変えることで屈折を矯正する視力矯正手術です。

また「有水晶体眼内レンズ（ＩＣＬ）」を使う手術も考えられます。こちらは虹彩と水晶体の間に専用のレンズを挿入し、近視や乱視などの屈折異常を矯正する方法です。

どちらの手術も水晶体は手付かずの状態で残してありますので、40代くらいまではピント調節機能が働いて遠くにも近くにもピントを合わせることができます。年齢を重ねて老眼や白内障が始まったら老眼鏡や白内障手術が必要になりますが、まだ若くてピントの調節力が機能している間は水晶体を温存したほうが目が見えやすく感じるでしょう。

なお、レーシックと有水晶体眼内レンズは成人向けの治療法ですが、成長期なら「オルソケラトロジー」という視力矯正法もあります。就寝時にオルソケラトロジー専用のコンタクトレンズを装用すると、寝ている間に角膜の形状が変化して屈折異常が改善されます。単に一時的な矯正効果があるのみならず、近視の進行自体を抑制する効果も証明されていますが、眼科専門医による十分な評価なしには受けられません。

老眼生活はこう続く

老眼の人は、多焦点眼内レンズ手術を受ける前にはどのような見え方を経験しているのでしょうか。目の状態ごとに、いくつかのパターンに分けて紹介してみます。

パターン1 老眼＋正視の人の見え方と進行過程

まず老眼になる前に正視だった人は、これまではずっと裸眼で過ごすことができたので、メガネやコンタクトレンズを使う生活に慣れていないと思われます。そのため「できるだけメガネをかけたくない、少なくとも使う時間を短くしたい」と考える人が多いようです。

最初に不便を感じるのは手元や近距離の見づらさですから、近用レンズの老眼鏡が必須となります。「遠くはまだよく見える」と感じるため、近くを見るときだけメガネを使うようにするわけです。

このときに単焦点レンズの近用老眼鏡を選ぶと、少しでも離れたところのものを見るときはメガネをはずしたり、ずらしたりしなければなりません。いかにも老眼特有の動作ですので、近年は近用ワイドレンズなどを選ぶ人が増えています。これなら30㎝〜1ｍの距離がクリアに見え、職場でもデスクワークが中心の人であればメガネの着脱回数を減らすことができます。

老眼が進むと、これらのメガネを使用してもピントが合わずにぼやけて見える距離が増えてきます。それを機に遠近両用レンズのメガネを作る人も多くなります。

遠近両用のメガネに使われるレンズは、1枚の中に、「遠方」が見えやすい度数の部分と「近方」が見えやすい度数の部分とがあります。三重焦点レンズや累進焦点レンズなら、さらに「中間」が見えやすい度数の部分も含まれています。使う人はそれを視線の向きにより、遠くを見るときはレンズの上のほうにある遠方用、手元を見るときはレンズの下のほうにある近方用というように使い分けることになるのです。

さらに老眼が進むとピント調節力が残り少なくなり、遠方も近方もどんどん見づらくなります。遠近両用メガネはそのどちらも見えるようにするものですから、強い老眼に対応するものほど「遠方」の度数と「近方」の度数に大きな差をもたせなければなりません。つまり老眼が進めば進むほど、その目を矯正するために必要な遠近両用メガネは、特有な見え方の傾向が大きくなってしまうわけです。

例えば、近方を見るために加えられた度数（加入度数）が強くなると、見るものの形がゆがんで見えたり、まっすぐのはずのものがカーブを描いて見えたりします。

またメガネのレンズの大きさは限られていますから、それぞれの距離にピントが合っている範囲、視野は狭くなり、また当然ながらフレームによって限定された範囲にしかピントが合いません。

そして、レンズの上と下でピントが合う距離が異なるので、見る距離によって、「上目づかい」「下目づかい」をする必要があるため、その都度顔を動かしたり、目を動かしたりして見続けることになります。実は多焦点眼内レンズは、視野のほぼすべての領域で遠くにも近くにも中間にもピントが合いますので、視線や顔を大きく動かさなくても、視野のすべてを使って遮られるものもなしに、自然に見ることができるのです。これはメガネ使用に比べてとても大きなメリットです。

見えにくいものを無理に見ようとする習慣が続くと、目の疲れをはじめ頭痛や肩凝り、首の凝りが起きやすくなります。このような症状を「眼性疲労」といいます。

特に正視の人は長い間、裸眼で不自由なく過ごしてきたので見えにくいことによるストレスに慣れていません。そういう人は普段は遠近両用メガネを使い、デスクワークなど近距離を見る作業だけが続くときには、また別の老眼鏡にかけ替える必要が生じてきます。これはとても不便で煩わしいことですし、メガネをどこかに置き忘れたり、なくしてしまったりすることも実際にはとても多いのです。また、老眼が進むたびに、その都度作り直す必要が生じてきます。

コンタクトレンズにも遠近両用タイプはありますが、これまでコンタクトレンズを使ったことのない人が、老眼のために使い始めるのはリスクが大きいと思われます。目への負担も無視できませんが、なによりも老眼で手元がよく見えない状態では、無色透明のコンタクトレンズを目に入れる作業は慣れていない人の場合はいっそう難しく感じられるはずです。

「メガネをかけたくないので、遠近両用コンタクトに挑戦します」と張り切っていた患者さんが、後日「やはり無理でした」とがっかりした様子で来院するケースはこれまでに何度もありました。老眼になって人生初のコンタクトレンズを使う人は、少なくとも試供品などでしばらく使い心地を確かめてみるのが賢明でしょう。

パターン２ 老眼＋近視の人の見え方と進行過程

近視の人は一般的に、老眼になったと気づくのが遅くなりがちです。

近視でずっとメガネをかけてきた人の場合、老眼になると「メガネをはずせば、以前よりも近くが見やすくなった」というケースが多いものです。コンタクトレンズなら「裸眼でいると、近くが見やすくなった」と感じます。

これこそ実は老眼の症状なのですが、しばらくは老眼と気づかないため、「近視だから老眼になりにくかった」と誤解してしまうわけです。

そのせいで「近視の目は老眼になりにくい」という話がまことしやかに流れるのです。昔から巷間に伝わりやすい誤った情報です。

眼科医としては困ったことだと思いますが、それを信じたい、できればそうであってほしいと考える気持ちも分かるのです。「老眼」という名称には字面だけでなく、いかにも「老化現象だ」といっているような響きがあるのではないでしょうか。そのため最近では、老眼鏡のことを「リーディンググラス」「手元専用メガネ」とも呼ぶようにもなりました。


近くが裸眼で見やすくなった人も、老眼が進むにつれ、メガネをしてもしなくても近くが見えにくくなります。進行の程度により、「よく見える距離」と「よく見えてほしい距離」の間にずれが生じてくるからです。

例えば、裸眼で30㎝の距離がよく見えれば読書やスマートフォンを使うとき便利ですが、10㎝では見るものをかなり近づけなければなりません。近視の人が老眼初期に「裸眼で近くが見えるようになった」と言うのは、「たまたま見えやすい距離と見たいものの位置が、ぴったり一致した時期」と考えてください。

近視でメガネを使っている人の老眼が進行したときは、普段は今までどおり遠方がよく見えるメガネを使います。そして弱い近視用のレンズを使ったメガネも作り、老眼用として近くを見るために使用する必要が生じてきます。

メガネをかけ替えたり持ち歩いたりするのが面倒であれば、両方の機能を併せ持つ遠近両用のメガネを作ってかけるわけですが、前述（パターン１で述べた、ものの形がゆがんで見える等の遠近両用メガネの欠点）のような問題が生じます。

一方、以前から近視でコンタクトレンズを使用している人は、老眼や白内障の初期には近くを見るときだけ、その上に老眼鏡をかけるのが最も簡単な対処法です。

ほかにコンタクトレンズを遠近両用に切り替える方法もあります。特に近年は、遠方・中間距離・近方にピントが合う三重焦点コンタクトレンズなどもあります。

ただ遠近両用メガネと同じように、独特の見え方に慣れるまではしばらく違和感や見えづらさを覚えるかもしれません。なかには数カ月使っても慣れない人や「老眼になる以前に使っていた近視用コンタクトレンズほど、ものがはっきり見えないのが苦痛」と言う人など、途中で使用をやめてしまうケースも多く見受けられます。遠近両用コンタクトレンズの性質上、見え方の鮮明度にはどうしても限界があります。またほとんどの場合、前述のように老眼と白内障は並行して進んでいくので、白内障によってても視界のクリアさが低下し、それはコンタクトレンズでもメガネでも解決ができないのです。

左右の度数に差をつけるモノビジョン法を試したり、近視用コンタクトレンズの度数を落としたりなどの妥協策による対処法も考えられます。

モノビジョン法は一方の目に遠くが見えやすい度数のコンタクトレンズを入れ、もう一方に手元が見やすい度数のものを入れる方法です。アンバランスな見え方に目と脳が適応するまで時間がかかることと、立体感や距離感の把握がしづらくなることが欠点ですが、患者さん自身がそれらに苦痛を感じなければ、両眼に同じ度数の遠近両用コンタクトレンズを使用するよりは近くが見えやすくなる可能性もあります。

使用している近視用コンタクトレンズの度数を落とす方法は、いわば遠くの見え方を捨てて手元の見やすさを優先させるものです。しかし、手元の見やすさを優先させるとどうしても遠くが見づらくなってしまいます。

いずれの方法を選択しても、加齢とともに老眼は白内障と並行して進行します。違和感を抱えたまま目に負担をかけていると、眼精疲労が重症化して日常生活に支障をきたす可能性が高まります。「以前より目が疲れやすい」と感じるときは、一度、眼科医に相談してみることをおすすめします。

パターン３
老眼＋遠視の人の見え方と進行過程

遠視の人は近視の場合と反対に、老眼の影響を早い時期から感じやすいといわれます。程度の弱い遠視眼なら、老眼になるまでは「近くも遠くもよく見える目」として機能してくれたことでしょう。視力検査のとき最少の文字までよく見えて、「少し遠視ぎみですね」と言われた経験があるかもしれません。

しかし前述のように、遠視の目は本来的にピントの合う位置が網膜より後ろになっています。それを網膜上でピントが合うように、絶えず働いていたのが水晶体のピント調節機能です。

つまり遠視の目が正視と同様の快適な視力を得られるのは、ピント調節力の補正があってこそといえます。したがって老眼になって水晶体のピント調節力が低下すると、急に「近くも遠くもよく見えなくなった」と感じるようになります。

弱めの遠視の人が老眼になった場合は、正視の老眼と同じように、まず近距離の視力を補う老眼鏡から使い始める必要が生じてきます。メガネやコンタクトレンズを使うことに慣れていないと思われますので、見えにくさが特に日常生活の大きな妨げになる距離から優先的に矯正し、メガネに慣れてから使用する範囲を広げていったほうが目の負担を軽減できます。

ただ、もしもメガネをかけることに不便や不満を感じないのであれば、最初から遠近両用メガネを使い始めるのも一策です。多焦点眼内レンズ手術を受けないのであれば、今後は老眼が進むにつれ、一生涯遠近両用メガネを手放せない生活になります。

なにも対応策を講じることがなく、見えづらさを無理に我慢することで、目に負担がかかって疲労が蓄積し、重症の眼精疲労に進行すると、仕事や日常にも支障をきたすことになってしまいます。遠近両用レンズ独特の見え方に早く慣れたほうがよいかもしれません。

どうしてもその見え方になじめない場合、また、遠近両用メガネをかけても手元がはっきり見えなくて仕事などに困難をきたすような場合は、遠近両用メガネを遠方と中間距離の専用にしてレンズの加入度数を少なくし、手元専用の老眼鏡を別に作って併用する方法もあります。

なお「メガネに慣れていないから、コンタクトレンズを使ってみようか」と思われる人がいるかもしれませんが、老眼になってからコンタクトレンズを使い始めるのが困難なことは、遠視の方の場合、前述した正視の人の場合と同様か、それ以上です。また、老眼と白内障が並行して進行し、メガネやコンタクトレンズを使っても、だんだんと見え方が鮮明でなくなることは、パターン1、2の場合と同様です。

もともと強い遠視だった人は小さい頃から、あるいはかなり以前から遠視矯正のためにメガネやコンタクトレンズを使ってきたことと思います。強い遠視はピント調整力を使っても近くも遠くも見えにくいため、幼少期には、矯正しないと、弱視（後述）になってしまうリスクがありますし、成人後もどうしても目が疲れやすくて頭痛や肩凝り、首の凝りなどの症状を抱えやすいのが特徴です。

若い頃の水晶体が発揮する正常なピント調節機能をもってしてもメガネやコンタクトレンズの補助が必要だったのですから、老眼になれば調整力が低下した分、さらにメガネやコンタクトレンズの度数を強くする必要が出てきます。

さらに強い病的な遠視の場合は、幼少期から特別な治療を行わないと「弱視」になる可能性が高いです。弱視は成長過程で、見る機能の発達が止まり、将来どんなにメガネやコンタクトレンズを使用しても、またどんな手術を受けても視力が出ない状態になってしまう病態です。生後6カ月くらいから受けられる弱視スクリーニング検査などで発見し、できるだけ早く治療を始めることが大切です。

パターン4

老眼＋乱視の人の見え方と進行過程

乱視は、角膜や水晶体のゆがみが原因となって起きる屈折異常です（65ページ）。遠い近いとは関係なく、すべてのものがゆがんだり、ぼやけたりして見えます。

交通信号や電光掲示板の文字が見えにくいほど強い乱視の人は、以前から乱視（トーリック）用のメガネやコンタクトレンズを使ってきたことと思います。老眼になると乱視は、さらに矯正なしでは日常生活に支障をきたすことが多くなります。

また近視の目も、遠視の目も、そして正視の目も、乱視を伴っているケースは決して少なくありません。例えば「私の目は近視に乱視が入っている」「遠視で少し乱視ぎみだ」という人は多いのではないでしょうか。

そのような場合は先のパターン1～パターン3それぞれが抱える問題に加え、乱視によるゆがみやぼやけなどが伴うことになり、見えづらい状況にさらに拍車がかかることがほとんどです。

「人生100年時代」、後半50年は何をして過ごしますか？

自分が老眼になってみて、初めてその煩わしさを知った人も多いのではないでしょうか。昔から人間は歳を重ねると、よく見えなくなった目の不自由さを抱えながら生きていくしか方法がなかったのです。

仮に50歳で老眼を自覚したとして、平均寿命が70歳の頃ならラスト20年間が「老眼時代」でした。60〜65歳で仕事をリタイアし、その後はのんびりと自宅中心の余生を送るのであれば、老眼の煩わしさぐらいは「もう歳だから」と我慢できたかもしれません。

しかし現在は「人生１００年時代」です。50年もの老眼生活は、どう考えても長過ぎるというのが私の意見です。

「人生100年時代」の概念は、イギリスのリンダ・グラットンとアンドリュー・スコットが2016年に著した『LIFE SHIFT（ライフ・シフト）100年時代の人生戦略』が大ベストセラーになってから、飛躍的に認識されるようになったといわれています。世界の長寿化がこのまま進むとすると、先進国では2007年生まれの人々であればその半分が、100歳を超えて生きるだろうと本書は述べています。

厚生労働省の調べによると、2019年の日本人の平均寿命は男性が81・41歳、女性が87・45歳でした。男性は8年連続、女性は7年連続で過去最高の数字を更新しています。2000年の平均寿命は男性77・72歳、女性は84・60歳でしたから、このペースでいくと人生、100年時代の到来は決して遠い未来の話ではありません。

一方、2000年には世界保健機関（WHO）が「健康寿命」を提唱しました。健康寿命は「健康上の問題に制限されることなく、心身ともに自立して日常生活を送れる期間」と定義されています。

こちらは3年に1回の調査ですが、2016年の日本の健康寿命は男性72・14歳、女性74・79歳でした。統計を取り始めた2001年の男性69・40歳、女性72・65歳から着実に上昇しています。

人生は延長され、その大部分を健康な状態で過ごせるようになりました。問題は「何をして、どのように過ごすか」ということです。自由に使える時間があって、健康も維持できているなら、目的意識や夢をもってアクティブに、好奇心旺盛に第二の人生を謳歌していいのではないでしょうか。

ビジネスマン時代には実現できなかった企画を携えてリタイア後に起業したり、子育てがひと段落したあと修業を積んで陶芸家になったり、70歳を超えて陸上競技を始めたシニアアスリートもいます。80歳代でゲームアプリを開発して米国アップル社のティム・クックCEOに絶賛された女性は、都内の銀行を定年退職してから独学でパソコンをマスターしたそうです。

仕事や家事、子育て、親世代の介護などで忙しく働いてきた人にとり、人生後半はいってみればご褒美タイムだと思います。趣味に生きるもよし、趣味が高じて仕事にするもよし、悠々自適に気ままなのんびり生活を満喫するのも羨ましいものです。

老眼の次には必ず白内障がやってくる

思い思いの形で充実したシニアライフを送る方たちの話を聞くと、職業柄「きっと良好な視覚を守るために努力をされているのだろうな」と想像します。

どのような分野においても、現役で活動を続けているシニア世代は、加齢とともに衰えていく視覚機能を自覚し、それを乗り越えて今に至っているのではないでしょうか。

老眼が70歳前後まで進行した末にピント調整力がゼロに達しても、視覚機能の低下は別の形でさらに継続します。

代表的な例が、白内障によって起きる諸症状です。白内障の治療については第４章で詳しく述べますが、次のような症状があった場合は、白内障が悪化していると考えられます。

白内障の症状

◇視界が白くかすみ、ものがぼやけて見える
◇視界が黄色みを帯びて、色を正確に判別できなくなった
◇ものが二重、三重にダブって見える
◇光をまぶしいと感じやすい
◇視力が急に低下した
◇少しの暗さでも見え方に影響が出る

63ページでも紹介した『科学的根拠〈evidence〉に基づく白内障診療ガイドラインの策定に関する研究』によれば、日常生活に困難をきたすほど白内障が悪化した状態（進行した水晶体混濁）の人は50歳代で10〜13%、60歳代で26〜33%、70歳代で51〜60%、80歳代で67〜83%を占めます。

実際、多くの人が白内障の症状に困り、眼科を受診して白内障手術に踏み切るのは調節力（ピントを合わせる力）がほとんどゼロとなった70歳前後（61ページの**図表3**参照）です。つまり、老眼が最終段階に達する時期に重なります。

繰り返しになりますが、白内障は年齢とともに誰もが必ず発症します。そして白内障を完治させる方法は、今のところ手術を受けること以外には存在しません。50歳代と60歳代を老眼との格闘に費やし、とうとうピント調節力が底を尽きた70歳で白内障手術を受けるなら、老眼が始まった時点で「老眼から生涯解放される白内障手術」＝「多焦点眼内レンズ手術」を受けたほうが合理的かつ効率的ではないかというのが私の考えです。現代の医学は老眼になってしまったヒトの水晶体よりもはるかに性能の良い多焦点眼内レンズを生み出しているのです。

老眼・近視・遠視・乱視から解放された50年間がくれるもの

では多焦点眼内レンズ手術によって老眼・近視・遠視・乱視から解放されると、その後の生活にはどのようなメリットが考えられるのでしょうか。本章の終わりに具体的な例を挙げて紹介します。

メリット 1

メガネ・コンタクトレンズの手間も費用も不要に

まず当然のことながら、メガネやコンタクトレンズの類いを使う必要がなくなります。

例えば50歳で老眼を自覚し、眼科を受診して「メガネかコンタクトレンズで矯正が必要です」と言われたとしましょう。メガネショップへ行き、一度で目にぴったりの老眼鏡や遠近両用メガネ、遠近両用コンタクトレンズを作ることができたとしても、約3年後には老眼が進んで目に合わなくなります。

老眼は少なくとも70歳頃まで進行しますから、

（70歳－50歳）÷3年≒6・67

と、6〜7回は作り替えが必要になります。

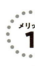

そのたびに検査を受け、自分のそのときの日常にふさわしい見え方を考えながら選び、新調したメガネやコンタクトレンズの使い心地をあれこれ気にしながら生活するのは煩わしくないでしょうか。しかも86ページで書いたように、70歳に入ると51～60％の人は進行した水晶体混濁（つまり進んだ白内障）になってきますから、メガネをかけても満足な見え方は得られなくなっているわけです。

費用のことも考えなければなりません。

老眼鏡と遠近両用メガネの併用、遠近両用コンタクトレンズの使用、老眼鏡と遠近両用コンタクトレンズとの併用などさまざまなケースがありますので、左記の種類から自分が使うと予想されるものを選んで試算してみてください。

なお、あまり低価格のものは品質に不安が残ります。ここではごく標準的な製品を選んでおおよその価格を出しました。

・手元専用の老眼鏡（単焦点レンズ＋フレーム）　およそ2万～3万円
2万～3万円×6回＝12万～18万円

・遠近両用メガネ（累進多焦点レンズ＋フレーム）　およそ3万～4万円
3万～4万円×6回＝18万～24万円
・遠近両用コンタクトレンズ（ハードレンズ）　片眼およそ2万～3万円
2万～3万円×2眼×6回＝24万～36万円
・遠近両用コンタクトレンズ（ソフトレンズ）　片眼につきおよそ1・5万～2万円
1・5万～2万円×2眼×6回＝18万～24万円
・遠近両用コンタクトレンズ（ソフトレンズ・使い捨て1日タイプ）
片眼1カ月分30枚入りおよそ4000円～
4000円×2眼×12カ月×20年＝192万円
・遠近両用コンタクトレンズ（ソフトレンズ・使い捨て2週間タイプ）
片眼3カ月分6枚入りおよそ4000円
4000円×2眼×年間4箱×20年＝64万円

メリット 2 コンタクトレンズによる角膜障害などのリスクがなくなる

コンタクトレンズはメガネをかけたくないときに便利なものですが、使い方を間違えると目にかかる負担が大きくなります。

コンタクトレンズを製造・販売する事業者で構成された一般社団法人日本コンタクトレンズ協会は、公式サイトで４つの「コンタクトレンズによる目の病気」を挙げて注意を促しています。

◇角膜上皮障害

長時間つけ続けている、レンズが汚れているなどの理由で角膜上皮（角膜の外側表層）に傷が付いたり、上皮細胞が剥がれたりすることがあります。

◇細菌性・真菌性の角膜潰瘍

角膜上皮の傷に細菌やカビが侵入することによってそれらが繁殖し、潰瘍が生じます。治療後も視力障害や混濁が残る場合があるので注意が必要です。

◇アカントアメーバ角膜炎

アカントアメーバ（汚れた水や土の中で生息する微生物）がレンズに付着して目に入ると、角膜上皮に傷があった場合、そこから侵入して感染する可能性があります。発症すると非常に治りにくく、視力障害が残ったり、失明したりすることも少なくありません。

◇巨大乳頭結膜炎

アレルギー性の結膜炎の一種です。レンズに付着したタンパク質などの汚れが原因でアレルギー反応を起こし、結膜（上まぶたの裏側）にブツブツ（乳頭）ができて炎症を起こします。

このなかで、特に気をつけたいのは角膜感染症のなかでもアカントアメーバ角膜炎です。アカントアメーバは海水や温泉、水道水にも生息していることがあります。初期症状は目ヤニや充血が見られる程度ですが、悪化すると失明に至る恐れも出てきます。

そもそもコンタクトレンズは角膜に直接のせて使うものですから、角膜を傷付けるリスクが高いことを忘れないようにしなくてはなりません。長年にわたって使い続けている人ほど、衛生面や安全面で「この程度なら大丈夫」と過信してしまう傾向があるようです。

日本眼科医会はそのほか、コンタクトレンズの使用が原因になる眼疾患として眼瞼《がんけん》下垂《かすい》やドライアイにも注意を促しています。

◇眼瞼下垂

ハードコンタクトレンズを長年つけてきた人は、眼瞼下垂になりやすいことが分かっています。これは目を開けているときもまぶたがたるんだように下がり、視野が狭まったせいでものが見えにくくなる病態です。目を見開こうと常に力を入れなければならないため肩凝りや頭痛を招きやすいほか、「いつも眠たそう」「急に老けたように見える」など外見のイメージにも大きな影響を与えます。治療法としては、まぶたを上げる筋肉の付着部を縫い合わせて強化・修復する手術や、眉とまぶたの間に人工素材や筋膜を通してまぶたを吊り上げる手術があります。

◇ドライアイ

ソフトコンタクトレンズを使っている場合は、ドライアイの発症や悪化に注意が必要です。ソフトコンタクトレンズは使用感が軽くて優しいのが長所ですが、軟らかい材質で角膜に密着するため、長時間つけたままにするとレンズ下で行われるべき涙液の交換がスムーズにできなくなります。

血管が通っていない角膜は酸素と老廃物の入れ替えを涙液に頼っているところが大きく、涙液をうまく交換できないと酸素不足になりやすいうえ、涙の層が不安定になることでドライアイを招いたり悪化させたりしやすくなるのです。帰宅後や休日はできるだけソフトコンタクトレンズをつけずに目を休ませ、ドライアイ治療用の目薬による補湿や、特に秋から冬には空気が乾燥しますから、室内の湿度維持などにも気を配ることが回復につながります。

多焦点眼内レンズ手術でコンタクトレンズを使わなくても済むようになれば、これらのリスクは軽減や解消ができます。

メリット3

細菌・ウイルスの感染リスクが減る

新型コロナウイルス感染症（COVID-19）が世界中でまだ猛威をふるう現在、自分自身や家族の健康を守るために細心の注意を払って生活している人が大半だと思います。しかしコンタクトレンズはもちろんのこと、メガネの使用にも感染症にかかる危険性がついて回ります。このような時代だからこそ、身の回りからリスク因子をできるだけ排除して暮らしたいものです。

２０２０年４月、公益財団法人日本眼科学会と公益社団法人日本眼科医会が連名で「新型コロナウイルス感染症の目に関する情報について（国民の皆様へ）」という文書を発表しました。両会がそろって国民に向けて発言するのはあまり例がなく、極めて異例のことです。

文書はQ＆A方式でまとめられています。メガネやコンタクトレンズのことに限らず目に関する全般に注意を促す内容ですが、おそらく今後も「ウィズ・コロナ（コロナとともに)」「アンダー・コロナ(コロナ下の)」の生活は長く続くでしょう。特に重要と考える「Q1」「Q2」「Q4」「Q5」「Q7」を引用させていただきますので参考にしてください。

「新型コロナウイルス感染症の目に関する情報について(国民の皆様へ)」より抜粋

Q1 どのようにして目から新型コロナウイルスが感染するのですか?

新型コロナウイルスに感染した方の咳やくしゃみ、しゃべっているときの唾液(つば)に含まれるウイルスがあなたの顔にかかった場合、目の粘膜(結膜)からウイルスが体の中に入る(ウイルスに感染する)可能性があります。また、ウイルスが付いたテーブルや椅子、パソコンのキーボードなどをあなたがさわって、そのまま手で目をこすったりさわったりした場合にもウイルスに感染する可能性があります。

Q2　目からの感染を防ぐにはどうしたらよいのでしょうか？

新型コロナウイルス感染症の基本的な対策は、手洗い（石鹸による十分な手洗い）、あるいはアルコール等で消毒することです。

・洗っていない手で目をさわらないようにしてください（他人から自分にウイルスを感染させない）。

・目をさわったあとに手を洗わずに、あちらこちらをさわらないようにしてください（自分から他人にウイルスを感染させない）。

Q4　コンタクトレンズの使用はどうすればよいでしょうか？

コンタクトレンズをはめるときと、はずすときに直接目に触れますので、目に触れる前後に十分な手洗いを行ってください。普段どおりに、コンタクトレンズの消毒やこすり洗いもしっかりと行ってください。心配であれば、しばらくの間、コンタクトレンズから眼鏡の装用に代えても良いでしょう。

Q5　眼鏡やゴーグルを使えば、感染から目を守れるでしょうか？

眼鏡やゴーグルを装用すれば新型コロナウイルスの飛入を、ある程度は抑えることができますが、完全ではありません。レンズのない側面や上下の隙間から、ウイルスが侵入する可能性があります。

また、眼鏡やゴーグルに触れた手で目をこすってしまうと、かえって感染のリスクを高める可能性もあることに注意してください。

Q7　外出を控えるように言われていますが、眼科を受診しても大丈夫ですか？

全国の眼科では、日頃よりウイルス性結膜炎の感染に十分に注意していま す。そのため新型コロナウイルス感染症に対しても、医師やスタッフがマスク装着や手指消毒の徹底、診察室の換気など、安全対策を十分に行っております。

むしろ、怖がってしまうあまりに受診を控えすぎて、診察を受けるタイミングが遅れたり、いつも使う目薬が途切れて、病気を悪化させることのないようにしましょう。

以下のような症状がある場合、早い対応（適切な時期の対応）を要する可能性があります。お近くの眼科にご相談ください。

1．急激な視力低下を感じて、数時間～半日たっても戻らない場合
2．急激な視野異常（視野の一部が欠けるなど）を自覚する場合
3．充血をともなう目の激痛を自覚する場合
4．頭痛や吐き気をともなう目の痛みが続く場合

ただし、病院側が患者様に対してコロナウイルス感染症が強く疑われると判断した場合には、その医療機関から別の適切な医療機関に紹介される場合があります。

（日本眼科医会ホームページより）

メリット
4

災害時や入院時の必需品をミニマムに！

「ウィズ・コロナ」が日常化するなか、国内では昨年に続き豪雨の被害が各地で相次ぎました。一説には、少なくとも２０２０年代の日本は今後も豪雨が増加するといいます。諸説ありますが、背景には地球温暖化による異常気象があるともいわれています。

ほんの数年前までは、摂氏40度を超える日は年に一度あるかないかの国でした。このところ夏になると猛暑日続きで熱中症患者が増加することを考えても、現代は明らかに私たちを取り巻く環境が変わっています。

大地震の可能性はいうまでもなく、日本はさまざまな自然災害の脅威にさらされているといっても過言ではありません。有事に備えて水や食糧、ライト、着替え、乾電池、携帯電話用充電器などの必需品を用意しておくことは、自分や家族の命と健康を守るためにとても重要です。

多焦点眼内レンズ手術を受ければ、メガネやコンタクトレンズ、そのケア用品などを用意する必要がなくなるというメリットをぜひ考えてください。それらの必需品が不要になれば荷物が減ってほかのものをバッグに詰められますし、精神的にも「メガネが壊れたらどうしよう」「使い捨てコンタクトが底をついたらどうしよう」という心配でストレスの量を増やすこともありません。

多焦点眼内レンズ手術で水晶体の中に入れた眼内レンズは、人生の最期まで自分の目の一部として働き、メガネやコンタクトレンズがなくても、その時点のベストな状態で見るものを映してくれます。そのうえ、誰の手も煩わせることがありません。

メリット５ 白内障にならない、急性緑内障発作もほぼ１００％防げる

多焦点眼内レンズ手術では、ピント調節力が衰えて老眼を招いている水晶体を取り除き、代わりに３つの焦点（ピント）をもつ高性能の多焦点眼内レンズを目に入れて近方、中間距離、遠方ともよく見える状態に修復します。したがって当然、水晶体に起きる病気の心配はなくなります。

水晶体に起きる病気は、数としてはそう多くありません。しかし、年齢を重ねると誰もが必ずかかる水晶体の病気がここまでにも述べてきた白内障です。

白内障が悪化して手術を受ける人が多いのは70歳前後ですが、前述のように実はほとんどの場合、自覚症状が現れるよりかなり前に発症しています。日常でふと「目がかすみやすくなったかな」とか「少しブレて見える気がする」と感じつつ、だんだんその見え方に慣れてしまい、放置しているうちに悪化するケースもままあります。

40歳代から始まり、十数年から数十年かけて進んでいきますので、自覚的にはあまり見えていないとは感じないかもしれませんが、実際には視機能が低下していますので、気づかないまま日常生活を送るのは危険です。早い時期に多焦点眼内レンズ手術をしてしまえば、そのような不安定な時期を経験する心配もなくなります。老眼・近視・遠視・乱視治療を主な目的として行う多焦点眼内レンズ手術は白内障の根治手術そのものでもあり、当然ながら手術後は、生涯、白内障になることはもうないからです。

白内障以外にも、水晶体が主な原因で起こり得る病気には「狭隅角緑内障」「閉塞隅角緑内障」という種類の緑内障があります。ご存じの方も多いと思いますが、緑内障は日本の失明原因の第１位に上がっている深刻な眼疾患です。なかでも危険を伴うのが「急性緑内障発作」という病態が起きる場合です。心筋梗塞や脳梗塞と同じように、ある日突然、なんの前触れもなく急激な発作が襲ってきます。閉塞隅角緑内障は、この激症型の急性緑内障発作を招きやすい眼疾患なのです。

急性発症の閉塞隅角緑内障、つまり急性緑内障発作は自覚症状もなく突然に起きる恐ろしい病気ですが、一般的にはほとんど知られていません。この機会に少し説明をさせてください。

眼球は、眼圧《がんあつ》（目の中の圧力、目の硬さ）によって球形を維持しています。その眼圧は房水《ぼうすい》（目の中を流れる水分、体液）が毛様体でつくられる量と、前房《ぜんぼう》（角膜と虹彩の根元〈根部〉に挟まれた空間）から外へ流れ出る量が同じとき一定の正常値に保たれるのですが、前房が浅く、隅角が狭い人の場合、なんらかのきっかけでさらに狭くなると、房水をうまく排出できない状態になります。このとき急激に眼圧が高まって正常値の２～３倍、場合によってはそれ以上になり、視神経が急激に傷害されてしまうのが急性の閉塞隅角緑内障、すなわち急性緑内障発作です。

このように隅角をさらに狭くしてしまうきっかけの一つには、実は白内障の進行も挙げられます。

白内障が進んでくると、水晶体は濁って硬くなるのみならず、厚みを増してふくらんで前方にせり出してきます。年齢に伴って、体積も重量もどんどん増えていくのです。そして、ふくらんで厚みの増した水晶体は虹彩の根元を後ろから圧迫し、隅角を狭くして房水が外へ抜けるのを妨げてしまうのです。

急性緑内障発作が起きると、強い目の痛みや頭痛、吐き気などが生じます。さらに怖いのは、時間が経過するほど失明の恐れが高くなることです。治療には緊急の措置が必要です。

その際、急性発作を解除するために緊急の白内障手術が行われます（以前は、レーザー治療が推奨されていましたが、このレーザーは合併症が多く、現在は緊急の白内障手術が選択されることが増えました）。水晶体を除去して薄い眼内レンズに交換すれば、前房が深くなり、隅角が広くなって房水の流れ道を確保できるからです。

ただし、このように不安定で危険な状態の患者さんに対して行う白内障手術は、当然のことながら、平常時の白内障手術のように万全の準備を整えるだけの時間的猶予がありません。眼圧が高い時間が長ければ長いほど、手術で眼圧が下がったとしても、失われた視野の回復は不可能になってしまいます。また、手術中や術後に合併症が起こるリスクも、計画的に十分な準備をして行う通常の白内障手術と比べて、けた違いに高くなります。

本来なら白内障手術は、数週間前に精密な術前検査を行い、その結果によって使用する眼内レンズの種類や度数を決めます。しかし、激しい発作を起こしている状況下では正確な検査結果を得にくく、どうしても眼内レンズの度数の決定が不正確になりがちです。

さらにいえば、多焦点眼内レンズを用いるときに必要な検査項目は単焦点眼内レンズより多岐にわたるため、緊急手術の場合は、ほとんどのケースで選択の余地なく単焦点眼内レンズが使われます。失明という、最悪の事態を防ぐために時間との闘いをしている渦中なので致し方ないことではありますが、失明はまぬがれても度数の合わない単焦点眼内レンズを入れた結果、ピントのずれた視界を生涯にわたって我慢しなければならないとしたら、それもまた残念なことというしかありません。

平常時であれば十分な安全域を確保してスムーズに行われる手術も、急性緑内障発作が起きている状況下では、合併症のリスクが高い難手術になってしまいます。

十分な準備と時間的余裕をもって行われる多焦点眼内レンズ手術は、安全・確実な白内障手術そのものです。平常時に受けておくことは、急性緑内障発作をほぼ完全な形で予防することにつながります。生涯、緑内障発作とは無縁の生活を安心して過ごせるようになるわけですから、これも早めの多焦点眼内レンズ手術の大きなメリットの一つといえます。

第３章

多焦点眼内レンズ手術はこうして受ける——初診から裸眼生活スタートまでのプロセス

コロナウイルス感染対策で普及した「オンライン診療」とは

本章では、実際に多焦点眼内レンズ手術を受けるとしたら、どのようなプロセスを踏んで治療完了に至るかをご説明します。細かい部分は病院やクリニックなど医療機関によって異なりますので、ここでは一例を紹介しましょう。

最初に触れておきたいのは最近話題にのぼることが多い「オンライン診療」についてです。

オンライン診療とは一般に、パソコンやスマートフォン、タブレットなどのビデオチャット（情報通信機器）を使用して、医師から離れた場所にいる患者さんを診察・治療する方法を指します。

患者さんが病院やクリニックなどの医療機関へ足を運び、医師に会って診療を受ける従来の方法を「対面診療」と呼びます。オンライン診療は対面診療のように医療機関へ出向くことなく、予約から診察、治療、決済までをインターネット上で行うことができます。

オンライン診療のメリットには、次のようなものが挙げられます。

オンライン診療を受けるメリット

◇インターネット環境があれば、自宅や外出先などどこでも診療が受けられる
◇院内処方の場合は薬が自宅に配送される。院外処方の場合は処方箋が配送されてくるか、または患者が選んだ薬局に医師が処方箋を送る（条件の制約はあります）
◇診療や受付、会計などの待ち時間がゼロに近くなる
◇院内感染や二次感染のリスクが実質ゼロ

２０２０年に厚生労働省がオンライン診療に関する規制を緩和したのは、新型コロ

ナウイルス感染症の感染拡大を踏まえてのことです。厚生労働省のまとめによれば、感染のリスクを減らすためにオンライン診療を導入した医療機関はすでに1万件を大きく上回っています（2020年9月現在）。

眼科でも対応する病院やクリニックが増加中です。それぞれの公式サイトのほか、厚生労働省ホームページでも都道府県別のリストや、診察を受けたいときの手順などを確認できますのでご覧ください。

なお日本の診療は、対面診療の場合もオンライン診療の場合も、大きく「保険診療」と「自由診療」とに分けられます。保険診療は公的医療保険（健康保険）が適応されますが、初診料や再診料などが発生します。自由診療は公的医療保険の対象外のため、相談料などが発生する自費診療となります。

また、いずれのオンライン診療も症状や診断結果により、来院して対面診療を受けていただくことをおすすめする場合や条件があります。

オンライン診療メニューの一例

◇眼科一般診療

当日の担当医による一般的な外来診療（保険診療）。対象は緑内障、白内障、ドライアイ、角膜炎、ものもらいなど眼科全般。見えづらさや目のかゆみ、まぶたの腫れなどに関する相談も。

◇医師・看護師による眼科お悩み相談（医師以外の場合は「診療」ではなく「相談」にとどまる）

項目は「老眼・近視・乱視多焦点眼内レンズに関する相談」「白内障手術に関する相談」「オルソケラトロジー（特殊なコンタクトレンズを用いる近視治療、花粉症対策）やマイオピン（目薬を用いる成長期の近視治療）に関する相談」「目の心配事に関する相談」など（自由診療）。

オンライン診療は多忙なミドル世代に好評

オンライン診療は、もちろん新型コロナウイルス感染症の感染対策として大きく役立っていますが、それ以外の面でも多くの患者さんから好評を得ています。

その理由の一つは、薬の処方や目に関するちょっとした相談のためにわざわざ来院する必要が必ずしもなくなったことです。地域や診療の内容によっては遠方から通院されている患者さんも多く、オンライン診療によって「ちょっとした心配事も簡単に相談できるようになった」という声を聞きます。また患者さんがご高齢で気軽に来院できない場合、家族の方が「受診する前に、白内障手術が可能かどうか確かめたい」というような相談や質問をされるときもあります。

もう一つは、お勤めなどで忙しい生活を送っている患者さんが受診しやすくなったことです。私たち、鈴木眼科グループのように土・日曜と祝日も開院しているクリニックもありますが、特に多焦点眼内レンズ手術を受ける患者さんはミドル世代も多く、休日に受診希望が集中するため、予約を取りにくいのが実状です。

新型コロナウイルス感染症の出現により、世界中のほとんどが「逆境の時代」にあるといえるかもしれません。私も眼科医療の現場で、患者さんとスタッフの健康と安全を守ることに必死でここまできました。

来院者が非接触で簡単に検温できるタブレット型の体温計（非接触型検温計）を受付に用意したり、ソーシャルディスタンスの徹底のために待合室スペースを空けたり、換気を徹底したり、可能な限りの策を講じて診療を続けました。多焦点眼内レンズ手術の予約日を待っているたくさんの方をはじめ、コロナウイルス蔓延下でも診察を受けたいと訪れる患者さんたちに対して「休診します」とはとても言えなかったからです。

しかし試練の経験は、ときに成長や改善へのターニングポイントにもなります。

以前から私は「目の前の患者さんの悩みや苦しみ、そして〝ニーズ〟に真摯に対応することが、なにより大切だ」と考えてきました。〝患者さん〟と〝ニーズ〟を結び付けると不思議に思われるかもしれませんが、患者さんの治療と健康に役立ち、患者さんに必要とされることが医者の本望です。そのためには眼科医としてのキャリアも矜持も、気をつけていないと逆に独りよがりを招きかねない無用の長物だと自戒しています。

そして折しも起きた新型コロナウイルスによる非日常の経験のなかで、ずっと抱いてきた〝患者さんのニーズ〟への認識が確信に変わりました。それは次のようなものです。

今、現代人が求めているのは、優れた専門知識と技術が備わった医療を、スマートかつ効率的に受けることではないでしょうか。この場合の「スマート」は、スマートフォンと同じ「賢い」の意味です。何事につけても時間的・物質的・精神的に「無駄」と感じるものを賢く省き、その分を楽しさや喜びや充実感を増やすために使いたいのが現代人の願望だと思うのです。

オンライン診療が好評を得ている現状が、そうした患者さんの、いわば「時代のニーズ」を物語っています。そこで多焦点眼内レンズ手術を受けるためのプロセスもできるだけ患者さんの手間や時間が省けるように、手続きの順序や構成を見直して極力コンパクトに改良しました。

ただし、患者さんの身体を守るために必要不可欠な検査や診察などの部分は、従来どおりの方式で安全性を確保しています。次の項から具体的なプロセスを紹介しましょう。

プロセス1 初診から手術前日まで——

①初診時に「手術を受ける」と決めている人の場合

最近はオンライン診療の導入により、来院する前にオンライン上で初診や事前の相談が済んでいる方も少なくありません。

そういう患者さんが初めて来院した日は、診察室で「多焦点眼内レンズ手術を受けたい」という御希望を再度確認したあとすぐに術前検査に移ります。「術前検査」は手術が可能かどうかや手術を受けるために必要なことをすべて調べられる一連の検査です。

術前検査の結果が出てなにも問題がなければ、手術と眼内レンズに関する詳しい説明と同意（インフォームド・コンセント）を経て、手術日を相談して決め、多くの場合次の来院は手術当日になります。

検査で万一、手術に不適応の結果が出たり何か眼疾患が見つかったりしたときは、手術を中止・保留する場合があります。

術前検査の項目には次のようなものがあります。

ここでは代表的な一例として、私たち鈴木眼科グループ各院で行っている検査とその流れを挙げて説明します。

多焦点眼内レンズ手術の主な術前検査

◇OCT検査　OCT（光干渉断層計）という検査装置を使って網膜や視神経などの断層を撮影し、網膜に疾患がないかどうか確かめます。

◇視野検査　視野の一部が欠けて見えなくなっている場合は緑内障などが疑われます。緑内障が見つかったときは、先に目薬（点眼薬）やレーザー手術で緑内障の治療を開始してから多焦点眼内レンズ手術を予定することもあります。

◇眼軸長《がんじくちょう》の測定　「眼軸長測定装置」で測ります。眼軸長（角膜の頂点から網膜の中央〈中心窩《ちゅうしんか》〉までの長さ）は、多焦点眼内レンズの度数を決めるときに必要な数値です。

◇**角膜形状の測定**　「トポグラフィー」という機械で角膜のカーブ（湾曲）の度合いと、その分布など形状を調べます。こちらも眼内レンズの度数や乱視矯正の必要性を決めるときに不可欠の情報となります。また測定の結果、不正乱視（角膜に凸凹のゆがみや非対称性がある）だった場合はトーリック眼内レンズを使用しても乱視を矯正できないことがあります。

◇**視力検査**　裸眼と、矯正レンズで最適に矯正された状態の両方で検査します。「オートレフケラトメーター」という機械の台に顎をのせ、機械の小さな窓から中の絵を見るだけで自動的に屈折のデータを検査し、さらに実際に視力表による視力の測定を行います。

◇**細隙灯顕微鏡検査**《さいげきとう》　「細隙灯顕微鏡」は眼球を顕微鏡で観察するための装置です。スリット上の観察光を使って目の断面を見、水晶体をはじめまぶた、角膜、結膜、虹彩などの状態もすべて調べます。

◇**角膜内皮細胞の測定**　角膜内皮細胞は角膜のいちばん内側にあり、角膜の透明性を保つために働いています。白内障手術で切開すると減少してしまうこともあるため、あらかじめ「スペキュラーマイクロスコープ」という装置で細胞数や形状などを測定しておきます。この細胞が、例えば長期のコンタクト使用などが原因で極端に少なくなっていると、手術が難しくなったり手術後に予定どおりの視力が出なかったりする場合があります。十分な量があれば問題はありません。

◇**眼圧検査**　眼圧計で目の内圧を測定すると緑内障の有無などを診断予測できます。

◇**眼底検査**　眼底（網膜や視神経乳頭がある部分）を「眼底カメラ」で撮影して状態を調べます。緑内障や眼底出血、そのほかさまざまな眼の異常があれば、この検査で確認できます。

◇瞳孔径の測定　瞳孔径（ひとみの直径）を調べると、目に入ってくる光の量を予測できます。瞳孔径が極端に小さい場合、種類によって使用できなかったり、注意が必要だったりする多焦点眼内レンズもあります。

以上の術前検査にかかる時間は50〜60分、検査結果が出そろうまでにはさらに約30分かかります。

多焦点眼内レンズ手術のための来院としては、この検査のときが最も長く病院やクリニックにとどまっていただかなくてはなりませんが、術前検査の精度の高さは、手術がもたらす治療効果の確実性に直結します。より良い結果を得るためですので、まとまった時間を確保していただく必要があります。

術前検査の前後に、最近の体調や既往歴などに関する問診票に回答を記入していただきます。

内容は、現在の見え方、全身の状態・体調（治療中の病気の有無、糖尿病の有無、アレルギーの有無、高血圧の有無、前立腺肥大症治療の有無、心疾患・脳卒中の既往歴）、目の既往歴（加齢黄斑変性、緑内障、糖尿病性網膜症、眼底出血、網膜剥離手術）、などです。これらの回答によって多焦点眼内レンズ手術を受けられなかったり、受けても治療効果を期待できなかったりすることがあります。

また何かの病気で通院していたり、または処方されて使用している薬があったりする場合は、その医療機関へ連絡して全身状態を確認しなければならないケースがあります。クリニックから先方の医療機関への依頼状を作成し、返信を郵送または持参で遅くとも手術前日までに提出していただくようにしています。

検査結果を見ながら、再びカウンセリングを行います。

検査結果になにも問題がなければ、手術に関する具体的な相談に入ります。例えば、その患者さんの目に適応する多焦点眼内レンズの説明、それに対する質問や疑問への応答・説明、希望する見え方やライフスタイル、「術後はよく見えるようになった目でこんなことをしたい」という目的意識の共有などです。

対面診療の回数が減ったせいで、患者さんと医師との意思の疎通がうまく運ばなくなるようなことは避けなければなりません。しかし、実際に検査来院前のオンライン無料相談を行ってきた経験からすると、オンラインでは検査や触診に頼れない分、その方のお話も時間をかけて深くまで聞くことができて、こちらからの説明も含めて、むしろ信頼関係を築きやすいということを私は感じています。

時々「お医者さんは忙しいだろうから」と遠慮される方もいますが、患者さんの希望や質問を聞くことも担当医にとっては重要な情報収集です。「希望を実現して喜んでほしい」という、治療を提供する我々のチームのモチベーションアップにもなります。十分に想いや希望することを聞かせていただきたいと、私は考えています。

手術への漠然とした不安感がある人もいます。医師や看護師やスタッフになんでも聞いて、積極的にコミュニケーションを取ることを心掛けてください。初診から手術日までの間にいつでも、オンラインや電話などで医師や看護師に相談することもできます。

そして最後に患者さんの希望とクリニックのスケジュールを照らし合わせ、次の来院日を手術予約日として決めます。

受付で精算するときに処方箋が出されます。これは手術3日前くらいから当日までスケジュールに従って点眼する目薬です。手術前に目の細菌を減らし、感染症にかかるリスクを下げるための抗菌剤などです。

術前検査などを含めると、ここまでの所要時間は2~3時間です。

プロセス1 初診から手術前日まで——②手術を受けようか迷っている人の場合

初診の来院時に「多焦点眼内レンズ手術を受けようかどうしようか、まだ考えている途中なのですが」と言われる患者さんも多いです。多焦点眼内レンズ手術による老眼・近視・遠視・乱視治療は一般の方々に知られるようになってまだ間もないですから、内容がよく分からなくて迷ってしまうのは当然だと思います。

そういう方の初診時は、検査なしでまず問診票だけ答えていただきます。そして、あとは患者さんと医師・看護師でカウンセリングを行うことが多くなっています。

カウンセリングでは現在の目の状態、多焦点眼内レンズ手術にどのような効果を期待しているかなどを医師のほうから質問し、患者さんが悩んでいること、不安を感じていることなどを共有して一緒に解決を目指します。

クリニックによっては、定期的に無料の「白内障説明会」や「白内障老眼治療説明会」を開いています。私も皆さんの前に立ち、白内障手術や多焦点眼内レンズ手術についてできるだけ分かりやすく、聞いていて飽きないようにと心掛けて説明しています。参加した人からの質問にも直接お答えします。

現在は新型コロナウイルス感染症拡大防止のため参加人数を制限していることが少なくありませんが、オンラインでいわゆるウェビナー（ウェブ上で行うセミナー）を行っているところもあります。来場にしてもオンラインにしても、説明会は自分の受ける治療への理解を深める機会ですので参加をおすすめします。

これらを通じて患者さんが多焦点眼内レンズ手術を希望するという結論に達したら、術前検査（117ページ参照）は後日、改めて行います。そして検査結果に問題がなければインフォームド・コンセントの後、次の受診日に手術を行います。

私たち鈴木眼科グループでは、手術3日前から使用開始の目薬や当日の手術前後用の目薬は、院内処方で直接お渡ししています。

プロセス 2

手術当日の所要時間（院内滞在時間）は2時間程度

私たちのクリニックでは手術の約1週間前になったら、スタッフから電話連絡を差し上げています。体調に変わりはないか、3日前から使う抗菌のための目薬はもう用意が済んでいるかなどの確認をします。その連絡がくるまでは、いつもどおりの生活を送っていただいて大丈夫です。

そしていよいよ手術当日です。

当日来院前、または前日に入浴と洗髪を済ませます。手術後少なくとも4日～1週間は目に水が入ったり、ついたりしないよう気をつけなければならないからです。そのことに注意すればシャワーは手術翌日からOKですが、浴槽に浸かる入浴はお湯が目に入らないよう特に注意が必要になります。

なお当日の帰りは、まだ十分には見えませんので、車の運転ができなくなります。タクシーやご家族が運転する自家用車、公共の鉄道・バスなどを使って来院してください。無料送迎を行っているクリニックもあります。

多焦点眼内レンズ手術は、日帰りで行われるのが一般的です。当クリニックのケースでいうと、片眼手術の場合は来院から1時間半〜2時間、両眼手術の場合でも約2時間ですべての治療や手続きが終わります。

患者さんには到着後、次のことをお願いしています。

・上半身のみ術衣に着替えてください
・メイクを落としてください。マニキュアはそのままでOKです
・時計、アクセサリー、入れ歯などは手術室に入る前にはずしてください

手術約1時間前には、看護師が体温や血圧などを測って全身状態を確認します。問題がなければ15分ごとに4回程度、目薬の点眼を行います。

この目薬は抗菌と散瞳のためのものです。「散瞳」とは瞳孔（ひとみ）を開かせることをいいます。多焦点眼内レンズ手術は瞳孔を開かせた状態で行いますので、この点眼はとても重要です。

手術室では担当医と看護師のチームが準備をして待っています。患者さんはリクライニング式の手術椅子に座り、リクライニングでゆっくり仰向けになったあと、まず目とその周囲のまぶたを消毒します。しみたり痛みを感じたりしないように、麻酔の目薬もつけてから行います。

次に、目の部分だけ開いたドレープ（手術用の覆い布）で顔を覆います。頭には手術用のキャップをかぶり、髪をすべて中に入れてはみ出さないようにします。

麻酔は目薬の点眼で行われる局所麻酔（点眼麻酔）です。患者さんは手術中も普段と同じように意識のある状態ですが、痛みを感じることはありません。途中何回か、何かに押されているような圧迫感を覚える人もいますが、まったく感じない人も多いので、そこは少し感じ方に個人差があるかもしれません。

また「手術中、目に近づいてくるメスなどの器具が見えるのでは？」と心配される方がいます。実際にはあまりに網膜から近いので、形を認識することはできないと思います。少なくとも私の知る範囲では、術後に患者さんからそういうお声を聞いたことはありません。

手術中の目には照明が当てられています。その光のまぶしさでまぶたが閉じてしまわないよう、目には「開瞼器《かいけんき》」という機器がつけられてまぶたを開いた状態のままに固定しています。点眼麻酔で感覚がなくなっていますし、「眼灌流液《かんりゅう》」という液体で表面を常に潤していますので、目が乾燥してまばたきしたくなるということもありません。

その状態で照明が当てられると、目は明るさや暗さを感じるだけで物体の形などは見えなくなります。前述のとおり、メスが見えるなどの恐ろしい思いはしませんので安心してください。

手術自体は多くの場合、10分前後で完了します。手術の工程を簡単に説明すると以下のとおりです。

1．角膜に刃先が極小のメスで2～3㎜の創口を作り、極小の専用機器を挿入して水晶体嚢の前面（水晶体前嚢）の一部を円形に切開する

⬅

2．「超音波チップ」という器具の先端部を挿入し、水晶体を超音波エネルギーの力で細かくして、安全な状態で吸引して取り除く

⬇

3．超音波チップを専用の「I／Aチップ」に持ち替え、さらに水晶体嚢の中をきれいにしたあと多焦点眼内レンズを小さく折りたたまれた状態で挿入する。レンズは水晶体嚢の中で自然に広がるので、その後位置を安定させる。乱視矯正（トーリック）レンズの場合は、予定した角度にレンズも回転させて、安定させる。

⬇

4．I／Aチップで再度、眼内をきれいに洗浄し、手術用スポンジで切開部付近を軽く押さえて、創口部が閉じたことを確認したら終了

両眼を1日で手術する場合は、このプロセスを左右の目それぞれに行います。片目の処置が終了した時点でもう一方の目を消毒し、ドレープを新しく清潔なものに交換します。手術に用いた器械一式もすべて新しいものを準備します。万一、片目に感染

症などが起きた場合、もう一方の目にも危険が及ぶようなことがないよう予防するためです。

この手術方法を専門的には「水晶体超音波乳化吸引術＋眼内レンズ挿入術」といいます。詳細は第４章で改めて述べますが、世界中で長い間、白内障手術の主流として用いられている安全性と確実性の高い洗練された術式です。

眼内レンズの形と挿入方法がどんどん進化したこともあり、手術時間の短縮だけでなく創口部が２～３㎜と極小化して白内障手術は「安心・安全・スピーディー」を兼ね備える手術となりました。

多焦点眼内レンズ手術の原理は基本的に通常の白内障手術とまったく変わりませんので、信頼性安全性は十分に担保されている手術方法といえます。

手術後は抗菌剤を点眼し、透明なプラスチック製の眼帯をしたあと別室でしばらく休んでいただきます。上衣を自分のものに着替えるときは、目に布などが当たらないよう気をつけてください。翌日までの注意事項は事前に何回か説明がありますが、看護師またはスタッフから再度伝えられます。

手術直後は瞳孔が広がっている状態なのでまだ鮮明には見えませんが、しばらくすると透明な眼帯越しに徐々に見えるようになってきます。帰宅後は、身の回りのことならだいたい普通にできる程度の状態です。

透明眼帯は翌日の診療時にはずしますので、それまではつけたままでいてください。目薬の点眼のために眼帯をはずさなくて済むように、手術当日は内服薬の抗菌剤をお渡しします。

プロセス３　手術翌日から全快までは「検診」と「点眼」が大事

手術翌日は経過観察のため、来院して検査を受けていただく必要があります。

このとき、もしも「目が痛い」「目の充血が消えない」など気になることがあれば医師に伝えます。頻度は非常に低いとはいえ、手術直後は感染症にかかる可能性が最も高い時期だからです。ほとんどの場合は術後数日で痛みや充血などは消えますが、我慢して帰宅後に不安でいっぱいになるよりは、不安を解消していただいたほうが医師も安心できます。がまんせず、遠慮なく相談するようにしてください。

診察が終わったあとは透明なプラスチック製の度数の入っていない保護メガネをお渡しします。保護メガネは、目にホコリが入ったり風が当たったりするのを防ぎます。また無意識に目をこすったり、患部に触ったりすることも避けられますので、術後1週間をメドに使い続けてください。

なお、手術以降いつ、何度くらいの受診が必要かは手術後の回復度によっても異なります。ここでは鈴木眼科グループで多焦点眼内レンズ手術を受けた人の平均的な時期と回数を挙げますが、順調に経過するほとんどのケースではお仕事やプライベートのスケジュールに合わせて多少は変動させることもできます。受診したときに医師に相談してください。

術後の一般的な定期検診スケジュール

1回目　手術翌日

2回目　手術から3日後～1週間後
3回目　手術から3～4週間後（前回の検診から2～3週間後）
4回目　手術から2カ月後（前回の検診から約1カ月後）
5回目　手術から4カ月後（前回の検診から約2カ月後）

検診を受けることと同じくらい重要なのは、医師に処方された目薬をスケジュールどおりに正しく点眼することです。

多くの場合、手術翌日は1種類の抗菌剤と2種類の抗炎症剤の、計3種類の目薬が処方されます。通常は手術1カ月後に抗炎症剤1種類のみに減り、それを3カ月後まで続けます。

多焦点眼内レンズ手術や白内障手術は「手術は簡単なのに、手術後しばらく目薬を使わなきゃならないのが面倒」という声もチラホラ聞きます。目薬で術後の目を守らなければ感染症や炎症を起こし、せっかく手術した甲斐さえなくなってしまうかもしれません。「処方された目薬を使い終わるまでが多焦点眼内レンズ手術」と思ってください。

そのほか、術後の日常生活で特に気をつけたいことは以下の3つです。

術後にしてはいけないこと（手術後約1週間まで）

◇目をこすったり、何かにぶつけたりしない

手術の切開部が開いてしまうと、細菌感染や傷が開いてしまうリスクが高まります。

とりわけ無意識に目をこすりやすいのが睡眠中です。心配であれば術後1週間程度は就寝時も保護メガネをつけることをおすすめします。

◇目に水をつけたり、入れたりしない

水中に生息する雑菌が目に入ってしまう可能性があります。水道水のなかにも細菌がいます。感染症のリスクを回避するために水分は避けてください。

◇重いものを持ったり、持ち上げたりしない

手術直後は重いものを持ったり持ち上げたりすると、目に力が入って切開部が開くことがあります。

入浴、メイク、運転……術後に再開する時期の目安

次に、日常生活についての具体的な注意事項です。再開ＯＫの時期を目安として挙げていますが、手術5日後から1週間後ぐらいまではなるべく平穏に過ごしてほしいところです。こちらも回復度によって個人差がありますので、詳細は担当の医師に確認してください。

◇洗顔・洗髪・入浴

手術の４日後～１週間後までは目に水をつけないようにします。

「首から下のシャワー・入浴」「顔の目以外の部分をよく絞ったタオルで拭く」は手術翌日からＯＫ。

「ヘアサロンで仰向けの姿勢のまま洗髪」「ドライシャンプー」は手術２日後からＯＫ。

自分で行う「洗顔」「洗髪」は手術１週間後からＯＫ。

◇メイク

「アイメイクを除くメイク（メイク落としはふき取りタイプを使用）」は手術５日後くらいからＯＫ。

アイシャドウ、アイライン、マスカラなどのアイメイクは開始時期を医師に相談してください。おおむね１週間後からとお伝えしています。

◇勤務・家庭生活

「読書」「テレビ視聴」「疲れない程度のスマートフォン・タブレット・パソコンの使用」「公共交通機関やタクシーを使った移動」は手術当日からＯＫ。

「目や身体をあまり使わないデスクワーク」「軽度の家事」「近所への買い物」「近所の散歩」は手術翌日からOK。

「力仕事を除く家事・買い物」は手術2日後からOK。

「力仕事を除く勤務」「家事全般」「車・バイクの運転」「うつぶせ以外でのマッサージ」は手術5日後〜1週間後からOK。

「アルコール（飲酒）」は手術5日後〜1週間後からOK。

「散髪・パーマ・ヘアカラー」「うつぶせでのマッサージ」は手術2週間後からOK。

屋外でハードな作業を行うような力仕事を伴う勤務は、医師に開始時期を相談してください。

◇スポーツ・旅行

「目に水が入る危険がない1泊程度の国内旅行」は手術5日後〜1週間後からOK。

「ジョギング」など軽いスポーツは手術1〜2週間後からOK。

「海外旅行」「移動距離の長い旅行」「長期の旅行」「ゴルフ・テニスなどの球技・スポーツ全般」「登山」「ハイキング」は手術1カ月後からOK。

水泳やサーフィンなどのマリンスポーツは、通常は手術1カ月後からOKですが、念のため医師に開始時期を相談してください。

以上の日数を目安にして日常生活を再開するなら、ほとんどの場合は目の安全を保てるはずです。疲れない範囲で目を使い、多焦点眼内レンズによる新しい見え方に慣れるよう心掛けてください。

手術を受けた翌日に「世界が明るくなった」「遠くの景色がよく見える」と驚かれる患者さんもいれば、2～3週間後あるいは1～2カ月後になってこれまでの視界との差を実感する患者さんもいらっしゃいます。そんなふうに新しい見え方に慣れるまでにかかる期間はかなりの個人差がありますが、強調しておきたいのは、最終的には必ず近くから遠くまで、必ずちゃんと見えるようになるということです。そのときがくるまではあまり神経質にならず、できれば「使用前・使用後」を観察するようなつもりで、日々の見え方の変化を楽しんで待っていただけたらと思います。

大事なポイント・近い距離での作業は、特に最初はなるべく明るい環境で

一つ重要と考えている点を付け加えておきます。

多焦点眼内レンズの手術直後で、まだ慣れていない時期には「字が読みづらい」「近くが見えづらい」とおっしゃる方が少なくありません。これらは次の方法で解消・改善できます。

・部屋も手元もなるべく明るくして、できれば読書灯のようなライトで手元も照らして読み書きやパソコン、スマホ、タブレットの作業を行う。

・見えづらいからといって近づけることは、多くの場合、逆効果。特に手術前に近視だった方は裸眼だと、ものを近づけて見るという、それまでの習慣が最初はなかなか抜けないので、見えづらければむしろ少し離して見るようにする。

以上の2点はとても重要です。暗い環境で、近づけて読もうとすると余計に見えづらく、なかなか多焦点眼内レンズの見え方に慣れることができません。最初はなるべく明るい環境で、少し対象物を離して読むことを心掛けてください。慣れてくると、そんなに極端に明るくしなくても、ちゃんと読めるようになりますし、見やすい距離で自然と見る習慣もついてきます。それが整うと、画像を認識する脳も、多焦点眼内レンズの見え方にますます慣れて、いつの間にか自然にストレスなく、各距離でよく見えるようになるという、良いサイクルが生まれると考えられています。

術後に起こり得る合併症や諸症状

最後に「合併症」についてご説明します。

合併症とは、一つの病気にかかっているとき、または一つの手術のときに起こり得る病気や症状のことです。一過性ですぐに治るものもあれば、治療が難しいものもあります。

多焦点眼内レンズ手術も通常の白内障手術も、合併症が起きるケースは極めてまれです。しかしもちろん、どんな手術も合併症の可能性がゼロというわけではありません。

確率の高低にかかわらず、起こり得るリスクの存在を知っておくことも大切です。術後に異変や違和感を覚えたら、以下を参考にしてください。

◇感染症（感染性術後眼内炎）

多焦点眼内レンズ手術や白内障手術で、最も注意しなければならない合併症が感染性術後眼内炎です。細菌が眼内に入って増殖し、目の組織を壊してしまう危険な感染症です。治療が遅れると最悪の場合、失明に至る可能性もあります。

発症率は現在ではとても低いのですが、起きてしまう場合は手術から1週間以内に発症することが多く、初期には「視力が下がった気がする」「目がかすんでいる」「目が痛い」といった症状が現れます。

◇嚢胞様黄斑浮腫

網膜の「黄斑」という部分にむくみや腫れが生じ、手術直後はよく見えていた目があとになって見えにくくなります。術後の早い時期から2～3カ月後まで発症する可能性がありますが、痛みは感じないので、自分ではなかなか気がつきにくいのが特徴です。

手術後、医師に処方された抗炎症剤の目薬を途中で使わなくなったり、早くにアルコールを飲み始めたりすることも原因の一つに挙げられます。予防のためにも、目薬の点眼は医師のOKが出るまで必ず続けてください。

◇眼内レンズの偏位・脱臼

手術から何年も経ったあと、チン小帯が弱くなったことなどが原因で眼内レンズの位置がずれたり（偏位）、眼内レンズが硝子体に落ちたり（脱臼）する場合がまれにあります。ずれると身体の向きによって見え方が変わり、脱臼したときは急に視力が落ちる、まったく見えなくなるなどの症状が起きます。

治療は再手術が最もリスクが低く確実です。

◇飛蚊症《ひぶんしょう》

飛蚊症は病気の名前ではなく、目の前に黒い虫や糸くずなどが浮遊しているように見える症状を指します。多焦点眼内レンズ手術も含む白内障手術のあとに発症することもありますが、心配する必要がないものとあるものとに分かれます。

数日で症状が治まれば、手術の一時的な炎症などが原因なので心配ありません。

症状がしばらく治まらないような場合でも、もともとあった飛蚊症に手術前にはずっと気がつかず、手術で視界がクリアになったせいで自覚されるだけで、心配の必要がなく、やがて気にならなくなる場合がほとんどです。ただし、なかには出血や網膜剥離が原因で起きる場合もまれにありますので注意が必要です。症状が続くようなら、我慢せずに医師や看護師、検査スタッフに伝えて、早めに検査を受けることをおすすめします。

◇後発白内障

後発白内障は、多焦点または単焦点のいずれの場合でも、眼内レンズ手術が問題なく終わったにもかかわらず、数カ月から数年が経ったあと、水晶体嚢の後面

（後嚢）に白い濁りが生ずることによって起こるもので、症状として視力低下や、目のかすみなどがあります。

手術後に定期検診を受けていれば早期に発見できるのですが、濁りが視力に影響するほど進んでしまったらレーザーで治療することになります。後嚢に小さな窓を開け、濁りを取り除く手術です。手術が自費診療である多焦点眼内レンズの場合でも、単焦点眼内レンズ同様に、保険診療で受けることができるので、自己負担額も少ないです。

一度レーザーで回復できれば、基本的に再発することはありません。また自覚症状がなければ、そのまま経過観察を続けることもあります。

◇ドライアイ

涙の分泌量が減ったり、量は十分でも質が低下したりして、目の表面を潤す力が衰えた状態を「ドライアイ」といいます。

原因は、加齢による涙の分泌量の減少や質の低下、乾燥した部屋でパソコン作業を長時間行うなどの生活習慣、膠原《こうげん》病などの病気とさまざまに考えられますが、多焦点眼内レンズ手術や通常の単焦点眼内レンズによる白内障手術のあとも、一時的にドライアイが強くなることがあります。手術後に「目が疲れやすい」「目の中がゴロゴロする」などの症状が起きたときは、ドライアイを治療することで改善できる可能性があります。

ドライアイは症状が軽ければ、目薬で緩和させることができます。それでも改善が見られない場合は、涙の出口である「涙点」に栓をして排出を妨げるような治療を行うこともあります。もし目の疲れや異物感が長く続いて消えないようなら、受診して検査を受けてみることをおすすめします。

手術後のドライアイは見え方にも影響しますので、早く見え方が安定するように、私たちのクリニックでは、手術後１カ月目からしばらくの間、ドライアイの目薬を点眼していただいています。

第４章

ここまで進化した多焦点眼内レンズ手術――白内障治療の変遷とともに振り返る

私の多焦点眼内レンズ物語

今から30年ほど前、老眼を根本的に治すなど夢のような話でした。遠近両用コンタクトレンズでさえ、一般に使われ始めたのは２０００年頃のことです。「老眼になったら老眼鏡をかける」という一択時代は長く続きました。

それが多焦点眼内レンズの登場により、老眼のみならず、老眼の人がもつ近視・遠視・乱視などの屈折異常も一緒に根治できる時代になりました。

しかし眼内レンズは、最初から老眼治療を目的に開発されたわけではありません。眼内レンズは１９４９年、イギリスの眼科医ハロルド・リドレーが初めて発明し、自らが執刀する白内障手術に使用したのです。

多焦点眼内レンズを含む眼内レンズの進歩は、白内障手術の進歩の話を抜きにしては語れません。

本章では白内障手術と多焦点眼内レンズの過去30年間の歴史を、私の体験もまじえて紹介していきます。やや個人的感想に傾いた部分もありますが、現場を生きてきた一眼科医の「本音トーク」と受け止めていただければと思います。

日帰り手術を可能にした術式「水晶体超音波乳化吸引術」

現在、厚生労働省に認可された白内障手術は水晶体再建術と呼ばれますが、手術は「水晶体超音波乳化吸引術＋眼内レンズ挿入術」という方法で行われます。水晶体超音波乳化吸引術の代わりに後述の「水晶体嚢外摘出術」というさらに以前からある術式を用いることもありますが、今では超音波乳化吸引術で処置できないほど病状が悪化したときに限られています。

過去30年間の最初にして最大のイノベーションは、この超音波乳化吸引術への術式変更といっていいでしょう。国内では１９９２年に保険適応となり、その後、急速に普及しました。近年の年間件数は１４０万件とも１９０万件ともいわれています。

現代の白内障手術は角膜のみ、または強膜と角膜の両者を切開し、その奥の水晶体嚢という薄い袋（嚢）に丸い窓を開け、中に入っている水晶体を乳化させて吸引します。乳化といいますが実際には、超音波で水晶体を細かくし、吸引して除去します。超音波乳化吸引装置という機械を使って行われます。

超音波乳化吸引術が登場する前の白内障手術は、水晶体を元の状態のままで取り出す「水晶体嚢外摘出術」という術式で行われていました。

水晶体の大きさは成人で直径約９㎜、厚さ約４㎜です。それを丸ごと取り出すためには角膜に10㎜程度の切開部を作らなければならず、切開部を塞ぐときは縫合が必要でした。

それが超音波乳化吸引術では、当初、約6㎜の切開で済むようになりました。2〜3㎜になった現在から見ると大きく感じますが、それでも水晶体囊外摘出術の10㎜に比べればかなりの技術的革新です。

切開部を塞ぐときに縫合する必要もなくなりました。眼球の内圧を利用する形で、縫合しなくてもピッタリくっつけることができます。

なぜ切開部が1㎜でも小さいほうがよいかというと、一つには切開の大きさが小さい方が手術後の回復が早くなるためです。

これは外科手術一般に共通していえることですが、特に目は成人で眼球が直径23〜24㎜、角膜が直径約12㎜しかありません。12㎜に対する10㎜と6㎜とでは大きな差があります。

もう一つの理由は、切開する場所が角膜や、そのすぐ外側の強膜だということです。角膜は水晶体と同じく、カメラでいうレンズの役割をもっています。もしも表面にゆがみや凸凹があると、光の屈折度がばらついてピントが合いにくくなります。すなわち「角膜乱視」の状態です。

つまり切開部が大きく、しかも縫合が必要な水晶体嚢外摘出術では、手術後の角膜にゆがみや凸凹が生じ、患者さんの目に乱視が残ってしまうリスクが高かったのです。それを防ぐために、縫合は細心の注意を払い、時間をかけて行われました。

水晶体嚢外摘出術の手術時間は通常30分〜1時間でしたが、超音波乳化吸引術は10〜20分で終了します。現在のトップレベルの術者なら平均10分、あるいはそれ以下の手術時間で終わらせることもできます。

手術時間が短いということは、角膜の切開部が開いている時間も短くなります。切開部という傷口が小さくなり、しかも手術時間が短縮したことで、白内障手術が目に与えるダメージは大幅に軽減しました。その結果、術後に安静にしていなければならない期間がほとんどなくなり、白内障手術は現在のように「安全・安心な手術」として日帰りでも受けられるようになったのです。

それ以前の水晶体嚢外摘出術の時代は、術後に3〜7日間程度の入院が必要でした。現在では手術後、しばらく安静にしていれば、目が見える状態で家に帰ることができます。

変化の波を体験する

私がその変化を最初に目の当たりにしたのは１９９５年頃のことです。当時、私は母校の日本医科大学付属第一病院で麻酔科の研修医をしていました。

鈴木眼科グループの前身にあたる「スズキ眼科」を１９７７年に開院した初代院長は私の母です。当初は、横浜市南区のＪＲ港南台駅前にありました（その後、逗子市に移転）。家業を継ぐことは特に求められませんでしたが、私も当たり前のように医学部へ進みました。しかし学生時代は「両親の診療科というだけで専門分野を決めて、本当にいいのか？」ともやもやした気持ちを抱えていました。選択に迷ったあげく、最初は麻酔科を選んで研修生活をスタートさせました。

麻酔科の研修医は外科をはじめ、さまざまな診療科の手術に参加することになります。

そんななか白内障手術の麻酔に立ち会い、合理的かつ洗練された技法で手術があっという間に終了するのを見て度肝を抜かれました。白内障手術の術式の主流が水晶体超音波乳化吸引術になったことはなんとなく知っていましたが、「これほど劇的に進化させられるものなのか」と、医学・医療のもつ可能性の大きさを再認識させられたのです。執刀医たちは大学病院眼科のスペシャリストでしたから、当時の白内障手術のなかでもトップクラスの技術を目撃したのだと思います。

ちょうど眼科医療の進歩が加速し始め、「日進月歩」というフレーズが使われるようになった時期です。特に白内障手術はその後も、眼内レンズをはじめ器具・装置の性能アップとサイズダウンによる切開部の縮小化と手術時間の短縮、さらに小さな切開部からでも挿入できる折りたたみ式の「フォールダブル眼内レンズ」の開発、手術時に目の組織を保護してダメージを最少化する保護剤（粘弾性物質）の開発などが続き、それぞれが普及と改良を重ねることで目まぐるしいほどの進歩を遂げることになります。

私は大きく変わろうとしている眼科医療の世界に魅力を感じ、麻酔科研修期間の2年が終わると眼科を専門分野として選びました。率直にいうと「この変化の波を自分で体験したい」と考えたのです。

自分で体験するとは、それまで不可能だった治療が可能になるとき、その実現に臨床医としての自分が役立つということです。

患者さんに「今の医学では、根本的に治すことは難しいですね」と言わなければならないときの無力感や申し訳ない気持ちは、眼科に限らず、多くの医師が経験しているのではないかと思います。だからこそ根治する方法が見つかって「大丈夫ですよ」と答えられるようになったときの喜びはひとしおです。

そして患者さんの治療結果に明らかな効果が現れれば、私はこの時代ならではの眼科医療を提供する側から体験できたことになります。私の患者さんの体験が、医者としての私の体験そのものなのです。

変化の波を体験するためには、しなければならないことが無尽蔵に出てきます。絶えず眼科医療の新しい可能性に関する情報にアンテナを張り、有用性を直感したものについては国内外の研究報告や臨床試験の結果などを読みあさり、自分でも採用を吟味・検討して確信をもてれば実際の診療に取り入れます。

いくら時間をかけても足りないほどですが、以前から行われてきた治療を踏襲するだけの毎日よりは、私にはこの忙しさのほうが性格的に合っているような気がします。

麻酔科から眼科に移り、眼科の研修期間を終えて眼科医になったあとは、いくつかの病院・クリニックに勤務しました。白内障手術をはじめ眼科一般の経験を積むことに懸命でしたが、今振り返ると、どの勤務先も活気が溢れていたと感じます。

「水晶体超音波乳化吸引術＋眼内レンズ挿入術」の白内障手術が保険適応となって以降、手術を受けて白内障から解放される患者さんはどんどん増加しました。現場でそれを執刀しながら、眼科医療の可能性が広がっていくのを体感している先輩や同世代の医師がたくさんいたのです。

新世代多焦点眼内レンズ初認可の治験

「水晶体超音波乳化吸引術＋眼内レンズ挿入術」を構成する技術のもう一方、挿入する眼内レンズについてもお話ししましょう。

こちらはリドレーの発見・発明から36年後、1985年に初めて日本の厚生省(現・厚生労働省)認可の製品が登場しました。承認されたのは国内1社、海外6社の眼内レンズです。

それまでにも国内で眼内レンズを用いる白内障手術は行われていましたが、当初は未承認の眼内レンズによる自費の自由診療でした。そして、保険適応になったのは1992年からです。自由診療の時代は患者さん個々が眼内レンズを買い、それを医師に渡すという形を取らなければなりませんでした。

自己負担で高額なうえ、当時の術式は水晶体嚢外摘出術で入院加療も必要です。そのため白内障手術を受けるのは、極端に視機能が低下して困っている人たちに限られました。

それが超音波乳化吸引術とともども保険適応となり、日帰り手術も可能になって、治療を受ける患者さんが一挙に増えたわけですが、それでもなお、当時の眼内レンズはすべて単焦点眼内レンズでした。度数の選び方によって「手元（近方）がはっきり見えるようにしたい」または「離れたところ（遠方）がはっきり見えるようにしたい」のどちらか（あるいはその中間）を実現することはできるものの、選ばなかった距離を見るにはメガネをかけることが前提となりました。

多焦点眼内レンズは1987年にアメリカのＫｅａｔｅｓが最初の46眼の治療成績を報告しています（参考文献：『多焦点眼内レンズ』ビッセン宮島弘子著）。実用に耐え得る現在のような形の多焦点眼内レンズは、日本では2007年に2種類が厚生労働省の薬事承認を受けたのが端緒です。ＡＭＯ社（当時はアラガン社）の「テクニスマルチフォーカル」とアルコン社の「レストア」という新世代の多焦点眼内レンズで、改良を重ねながら現在も世界各地で使用されています。

東京歯科大学水道橋病院眼科での貴重な経験

このうちアルコン社「レストア」の治験は、私が治験当時に在籍していた東京歯科大学水道橋病院眼科教授のビッセン宮島弘子先生らにより、行われました。

２００２年当時、私は所属していた横浜市立大学の眼科学教室から国内留学のような形で東京歯科大学市川総合病院の眼科に移って勤務し、主に角膜疾患の診断・治療に携わっていました。同院の眼科はドライアイ、アレルギー、角膜移植など角結膜や眼表面疾患の治療を専門分野とし、臨床だけでなく研究にも定評があります。私も待遇としては非常勤医師のような立場ながら修業のためチームに入れていただき、毎朝から夜遅くまで、忙しくも充実した日々を送ることができました。

そんなある日のことです。同じ東京歯科大学の水道橋病院眼科で助手・常勤医のポストが空き、市川総合病院から水道橋病院に移らないかとお話をいただきました。当時、水道橋病院の眼科を率いていらしたのがビッセン宮島弘子教授（当時は助教授）です。

ビッセン宮島先生は、白内障手術や屈折矯正手術で国内有数の実績をもつ世界的なオーソリティーです。当時から最先端の技術を熟知し、それを患者さんの治療のために活かすことでよく知られ、いわば私にとって憧れの存在でした。まだほかの病院に勤務していた頃、先生の著書に直接サインをいただきに行ったことがあるほどです。

ですから水道橋病院に助手として移るお話をいただいたときの場面は、今でもとてもよく憶えています。そのころ坪田一男教授（現・慶應義塾大学眼科学教室主任教授）率いる東京歯科大学眼科では、医局人事や、懸案事項の方針などを決める際に「クッキング」という名の食事会を開いていました。カジュアルなレストランに教授以下医局員みんなで集まり、おいしい料理や飲み物を取りながらワイワイガヤガヤ、フランクに話し合って決めるのです。

発案者はやはりおそらく坪田先生で、深刻になりがちな人事や医局内の人間関係などの話題も「料理と一緒に楽しく〝クッキング〟してしまおう」という趣旨だったと聞きます。臨床・研究ともに飛ぶ鳥を落とす勢いの東京歯科大学眼科の内部は、そんなふうにオープンで風通しが良く、非常勤の私にとっても居心地のいいところでした。

水道橋病院から参加されたビッセン宮島先生が私の移籍を皆の前で提案してくださったのも「クッキング」の席です。いつものように楽しく話しながら食事をしているうちに、私がビッセン宮島先生の助手として水道橋病院へ移ることが決まりました。そのときの沸き上がるようなうれしい気持ちを、私は生涯忘れないと思います。

ビッセン宮島先生との出会いにより、私の眼科医としての人生は大きく動き出しました。今から18年前、33歳のときの話です。

多焦点眼内レンズとの出合い

東京歯科大学水道橋病院での私は日帰り白内障手術の執刀をはじめとして、それまで未経験であったレーシック手術などの手ほどきもビッセン宮島先生から直々にしていただきました。

眼科手術のテクニックやレパートリーが増えていくと、その分、患者さんの病気やそれにまつわる悩み、困りごとを自分の手で解消できたと感じる機会も増えてきます。患者さんに笑顔と感謝の言葉をいただける喜びは、現在も私の原点であり、職業人としての支えになっています。今振り返っても水道橋病院ではとても貴重な経験をさせていただきました。

ビッセン宮島先生が多焦点眼内レンズ「レストア®ＳＡ60Ｄ３」（アルコン社）の治験の責任医師を務められることになったのはちょうどその頃です。

「臨床試験」は新しい薬や医療機器、治療法などの有用性と安全性を調べるために、人間を対象にして行うテスト全般をいいます。

通常、「治験」は臨床試験のなかでも、厚生労働省の薬事承認を得るために行うものを指します。国が定めた規準を厳密に守り、より正確な結果を導き出さなければなりません。その成績を審査し、有用性と安全性が確認されたと判断したものが「厚生労働省認可」となるからです。

多焦点眼内レンズのことは治験が始まる前から、海外の論文や学会発表を通してある程度は理解していました。

単焦点眼内レンズは名前どおり、「遠方」または「近方」のうち選んだほうの1カ所にピント（焦点）が合う構造です。対して開発されたばかりの新世代の多焦点眼内レンズは、「遠方＋近方」の2カ所にピントの合う距離をもち、また「回折型」と呼ばれる構造と原理に基づいて、その機能を実現しているという大きな特徴がありました。それはメガネやコンタクトレンズでいうところの「遠近両用」の機能を最先端の技術で眼内レンズにおいて実現するものです。

白内障手術を受ける患者さんの多くは加齢性白内障です。加齢性白内障を患って手術が必要になった患者さんの目は、ほぼ例外なく、すでに老眼が始まっています。

多焦点眼内レンズが遠近両用メガネのように老眼を矯正できるのなら「近い将来、老眼治療の道も拓けるのではないか」と私は希望を感じました。老眼を根本的に治療すること、つまりメガネやコンタクトレンズを使わなくても済む状態にすることは、眼科医療の宿願ともいえる大きな課題の一つだったからです。

実際、多焦点眼内レンズがすでに普及している国々の研究報告を見ると、患者さんである被験者の「近くも遠くも見えるようになった」「老眼鏡を使う回数が減った」「老眼鏡を使わなくなった」といった声が数多く載っていました。

しかし、本当のところは自分で実感してみなければ確信がもてません。多焦点眼内レンズの治験を師匠であるビッセン宮島教授のそばで、自分の執刀ではありませんが、真近で感じ、教えを乞うことができれば、多焦点眼内レンズ手術後の患者さんたちの実際を国内ではいち早く学ぶことができます。

私は「眼科医としてかけがえのない経験ができる」と興奮を覚え、水道橋病院に誘ってくださったビッセン宮島先生に改めて深く感謝しました。

多焦点眼内レンズ「レストア®ＳＡ60Ｄ3」の厚生労働省臨床治験は、以下のような方法で行われました（引用文献：「アクリソフ®Ａｐｏｄｉｚｅｄ回折型多焦点眼内レンズと単焦点眼内レンズ挿入成績の比較」ビッセン宮島弘子、林研、平容子著）。

両眼に白内障手術を予定している症例に十分なインフォームド・コンセントののち、68例136眼に回折型多焦点眼内レンズ（ReSTOR®SA60D3）、34例68眼に単焦点眼内レンズ（SA60AT）を挿入し、両群の裸眼、矯正遠方および近方視力、コントラスト感度、メガネ装用状況、夜間の見え方を比較しました。

結果は両眼裸眼遠方視力は0・5以上が多焦点群96％、単焦点群94％で、0・7以上は多焦点群88％、単焦点群94％でした。両眼近方裸眼視力0・4以上は多焦点群全例、単焦点群38％、近用または遠近両用眼鏡装用は多焦点群7・5％、単焦点群100％でした。夜間のハロー、グレアは、多焦点群のほうが軽度あるいは中等度の訴えが多かったのですが、重度の障害を訴える例はありませんでした。

結論として回折型多焦点眼内レンズ（ReSTOR®SA60D3）は遠方、近方とも良好な裸眼視力が得られ、従来の多焦点眼内レンズに比べ夜間視の問題が少なく、今後、メガネに頼らない日常生活を可能にする有効な眼内レンズと思われました。

実際に治験に参加した医師は、責任者であるビッセン宮島先生と、福岡市博多にある林眼科病院の林 研理事長兼院長、そして大多数の治験患者さんを実際に手術室も提供して行う場となった埼玉県志木市の眼科龍雲堂医院の平 容子先生です。執刀はビッセン宮島先生、林眼科病院では林先生が担当されました。

執刀医の人数が少ないと思われるかもしれませんが、手術の質にばらつきがあると、治験結果の精度が低くなる恐れがあります。そのため少数の医師で、できるだけ手術の技術的レベルを一律にして被験薬（この場合は「レストア®ＳＡ60Ｄ３」）の効果を調べる必要があるのです。

林先生は手術治療の技術の高さで全国に知られ、同病院は治験をはじめとする数多くの臨床試験を実施して現在も眼科医療の発展に貢献しています。ビッセン宮島先生の卓抜した技術と見識はいうまでもありません。

そして手術から約1年以上の経過観察期間とデータ整理、統計学的検定、評価を経て、「レストア®ＳＡ60Ｄ３」の治験結果が厚生労働省に提出されました。治験結果の概要は、１６４ページの通りです。「近くも遠くも、メガネなしの裸眼で見えるようになった」と言う患者さんが多く、この新しい世代の多焦点眼内レンズ「レストア」の性能と有効性、安全性が実証される形となったのです。

治験から約18年後の２０２０年４月まで、私は開業後も水道橋病院の非常勤医師を兼務し、月に何度か外来診療も担当しました。外来には治験の頃やそれ以降に多焦点眼内レンズ使用の白内障手術を受けた患者さんたちも検診にいらっしゃいます。被験者であった方を含め、多焦点眼内レンズに何か不具合が生じた例は私の知る限り1件もありません。

眼内レンズは生涯使い続けることを前提に製造されていますが、実際にこうして変わりなく良好な視機能を保っている患者さんたちを診察すると、何物にも代え難い安堵と喜びを感じます。

被験者の定期検診の結果を含む膨大な診療データは、これからも治験を行った各病院に蓄積されていきます。多焦点眼内レンズを用いた白内障手術としてはおそらく日本一長い期間の、かつ件数の多い「経過観察」の記録といえるのではないでしょうか。つい最近までの15年以上の長い期間、その安定した術後成績と偽りのない何人かの患者さんの生の声や感想、喜びに触れることができたのは、私にとって今も、そしてこれからもかけがえのない大きな財産だと思っています。

待ちに待った多焦点眼内レンズの認可

レストアとテクニスマルチフォーカルの2種類の新世代多焦点眼内レンズは治験から5年後の2007年、薬事承認を受けた多焦点眼内レンズとして正式発売されました。現在は制度が見直されて期間が少し短くなっているようですが、当時は治験から認可が下りるまで5年はかかるのが普通でした。

私はその間ずっと、新世代多焦点眼内レンズに認可が下りるときを待ち構えていました。治験で間近に学ぶことのできた治療結果に手応えを感じ、「術後はできるだけメガネなしで生活したい」と希望する白内障の患者さんたちに、多焦点眼内レンズという新しい選択肢を早く提供したかったのです。

おそらく神奈川県内では、最も早くこの新しい多焦点眼内レンズを用いて白内障手術を行った眼科医の一人ではないかと思います。私はその前年の2006年4月から国際親善総合病院眼科の部長を務めるようになっていましたが、多焦点眼内レンズが正式発売されたらすぐに自らの治療に採用しようと就任時から決め、実際に発売とほぼ同時に1人目の患者さんを執刀しました。

患者さんの使用の感想は当然のことながら、治験のときと同じようにとても良好でした。大多数の人が術後に「近くも遠くもメガネなしで見える」と答え、不具合が生じたという人はいませんでした。

ただ、のちに登場する3焦点タイプの多焦点眼内レンズに比べると、テクニスマルチフォーカルやレストアなど初期のこれら2焦点の多焦点眼内レンズにはいくつかの弱点がありました。

一つは、暗い場所で視界にハロー（光の輪）やグレア（光のにじみ）が生じやすいことです。特に夜間に運転することが多い人の場合、街灯やテールランプがまぶしく感じられるので、安全運転のためにはおすすめできません。

また、単焦点眼内レンズに比べてコントラストが低いのも弱点といえました。コントラストとは見え方の「鮮明さ」「くっきりさ」です。多焦点眼内レンズは近方も遠方も見えますが、半面、単焦点眼内レンズを使ったときより近方も遠方もコントラストが不十分になっていました。

例えば縫製業など手元がはっきり見えなければ困る職業の人は、多焦点眼内レンズより、近方にピントを合わせて単焦点眼内レンズを使うほうが仕事をしやすくなります。逆に、プロのドライバーのように遠方が安定的に見えることを求める職業の人は、遠方にピントを合わせて単焦点眼内レンズを選んだほうが運転中の視界が鮮明になり、夜間のハローやグレアも回避することができます。

さらに、近方と遠方にピントの合う場所（焦点）があるものの、中間距離のピントが十分とはいえず、そのせいで「ぼやけて見える場所がある」という声も聞かれました。

多焦点眼内レンズといえば2焦点タイプしか存在しなかった時代ですから、そうした患者さんには「日常生活レベルなら近くも遠くもまずまず見えて、メガネの使用頻度が少ない多焦点眼内レンズ」か、それとも「メガネの使用頻度は多くなるが、近く（あるいは遠く）が鮮明に見える単焦点眼内レンズ」か、どちらかを選択してもらわなければなりません。

特に「できるだけメガネを使いたくない」と希望する患者さんに多焦点眼内レンズのお話をする場合は、これらの弱点について何度も説明し、よく理解していただいたうえでコンセンサスを得ることが必須でした。

また、同じ眼内レンズでも患者さんにより、適応しやすい場合と適応しにくい場合とがあります。しかし術前検査の結果や診察中のヒアリングなどからそれを察知し、患者さん一人ひとりがベストの選択をできるように配慮するのも医師の務めです。

私はこれまで約2500件の多焦点眼内レンズ使用の手術を手掛けていますが、ほぼ100%の患者さんに「術後の見え方に満足している」という評価をいただいています。その理由はきっと、多くの経験・データや論文・学会等の発表から絶え間なく得ている知識と情報に基づいて、患者さんそれぞれの目とライフスタイルに合う眼内レンズの種類や度数を徹底的に見極めていることと、最初から私自身の考えを患者さんに押し付けず、まずよくお話をうかがうことを前提としているからではないかと思います。

そして、まれに術後、満足していただいていないと感じたり、手術後の数値的なデータ、経過が思わしくないと判断された場合、必要な点眼薬の処方や、多焦点眼内レンズ本来の見え方に到達するための生活上のヒントやアドバイス、場合によってはレーザー治療などのフォローアップを通じて、最終的に必ず満足していただくまで一緒に歩んでいくことを貫いているからかと自負しています。

いずれにしても、手術した目を生涯にわたって使い続けるのは患者さん自身です。医師としては十分な説明を尽くしたうえで、手術を受けるかどうかや眼内レンズの選択を含め、最後の判断は患者さんの自由に任せるべきだと考えています。

トーリック眼内レンズは日本発祥

テクニスマルチフォーカルとレストアおよび、そのバリエーションはいずれも薬事承認を受けたあとも、さまざまな形状の改良や素材、色、デザインの変更・バージョンアップが行われました。ハローやグレアの発生を軽減させたもの、「遠方＋近方」

型の多焦点眼内レンズのほかに「遠方＋中間」を選べるようにして中間距離を見やすくさせたものなど、まさに日進月歩のスピードで改良されていったのです。

それら多焦点眼内レンズの改良バージョンとはまた別に、新しく「トーリック眼内レンズ」も開発されました。日本では２００９年に単焦点眼内レンズ版が薬事承認を受けた、乱視を矯正できる眼内レンズです。

それまでの眼内レンズでは乱視を矯正できないため、乱視の人は白内障手術後に乱視用メガネをかけなければなりませんでした。その不便を覆したトーリック眼内レンズは、北里大学の清水公也名誉教授らが世界に先駆けて開発した日本発祥の眼内レンズです。

例えば２Ｄ（ディオプター）の角膜乱視でも、術後に裸眼視力１・２～１・５を得ることもできます。のちに多焦点眼内レンズの多くも、製品ごとにトーリック機能が付いたバージョンを用意するようになりました。その成果で乱視も近視や遠視と同じく、多焦点眼内レンズを用いた手術で治療できる時代を迎えたのです。

眼内レンズの改良で切開部はさらに小さく

話を少し戻します。多焦点眼内レンズも含めて、眼内レンズの素材は古くはＰＭＭＡ（ポリメチルメタクリレート）、シリコンやハイドロゲルが使われていた時期もありますが、現在はほとんどがアクリル樹脂です。アクリル樹脂はクリアな透明性を保ちやすいうえ、曲げたりたたんだりできるという長所をもっています。

眼内レンズは手術のとき、注射器のような形の「インジェクター」という器具を使って水晶体嚢の中に挿入します。先端を水晶体嚢に入れてゆっくり操作をすると、小さく折りたたまれた眼内レンズが出てきて、水晶体嚢内でゆっくり自動的に開くのです。

インジェクターはデザインが次々と改良され、その結果、角膜の切開部は６㎜から

３㎜、２・５㎜、２・２㎜、それ以下と徐々に小さくなっていきました。現在では眼内レンズがあらかじめセットされたプリセットタイプや、カートリッジタイプも存在します。眼内レンズに触れることなく目に挿入できるため、より衛生的で手術もスピーディーに進みます。

眼内レンズの進歩というと、患者さんにとっては単焦点眼内レンズ、２焦点タイプの多焦点眼内レンズ、３焦点タイプの多焦点眼内レンズ、乱視用のトーリック眼内レンズといったレンズ自体の機能面のイノベーションが印象に残りやすいと思います。けれど実際には、こうした素材や関連器具といったあまり目立たない部分の改良も、白内障手術の安全性向上に大いに役立っています。

ついに実現した3焦点タイプの多焦点眼内レンズ

そしてついに、老眼・近視・遠視・乱視をより確実に治療する3焦点タイプの多焦点眼内レンズが出現するわけですが、私が最初に使用し始めた3焦点眼内レンズは、欧州ベルギーのＰｈｙｓＩＯＬ社製「ファインビジョン」でした。

本国では２０１１年に発売され、ドイツ、フランス、イギリスなど眼科手術先進国でその高い性能が大きな反響を呼びました。評判は日本にもすぐ伝わり、私も早い時期からこのレンズに注目した一人です。日本に代理店ができたのは２０１３年頃だったと記憶しますが、その直後から治療に取り入れ、多くの患者さんに満足の声をいただいています。

ファインビジョンが画期的なポイントは、次の3つでした。
・「遠方＋近方＋中間距離」すべてがメガネなしでよく見える
・2焦点タイプの多焦点眼内レンズでは弱点だったコントラストの低さ、ハローやグレアの出現率の高さが改良された
・乱視矯正に優れた効果を発揮する「ファインビジョン・トーリック」も発売

例えば私のクリニックでは、それまで多焦点眼内レンズはテクニスマルチフォーカルとレストアの2種類を採用していました。どちらも2焦点タイプの多焦点眼内レンズのなかでは、非常に安定性があって優れた製品です。しかしそれらに比べても、ファインビジョンを挿入した患者さんたちからの評価は数段の差がありました。

また遠方・中間・近方の3カ所にピントの合うポイントがあるということは、人間の感覚としては遠くから近くまで連続的に見えていると感じるようです。レンズの特性を光学的に調べれば、グラフ上にはピントの合う場所を頂点にした3つの山が確実にあるのですが、実際に見えているものには山も谷もなく、なだらかにピントを移動させているように感じます。

ファインビジョンはこのように優れた性能のレンズですが、日本においては、眼科医として患者さんにあまり強くはおすすめしにくいような弱点もあります。それは「厚生労働省の薬事承認を受けていない」という点です。

厚生労働省の認可が下りていない眼内レンズは、公的医療保険が適応されない自由診療のみの扱いとなります。全額自己負担のうえ、もし万が一、製品上のトラブルやリコールが起きたとしても、ある意味、医師と患者さんの信頼関係に根ざした「自己責任」で、国は承認していないので対応してくれない可能性が高いのではないかと考えられます。

自由診療も保険診療と同じように、あるいはそれ以上に積極的に行っている眼科の病院・クリニックは全国に数多くあります。使用する眼内レンズの選択は、各医療機関の裁量に任されているからです。

私たちのクリニックは、その面ではどちらかというと保守的なほうかもしれません。できる限り国（厚生労働省）が認可した範囲内で、最善の治療を行いたいと考えています。

国内で認可されたものだけが優秀とも限らない

ここでまた少々、話が横道に逸れます。

薬事承認を受けた製品は、厚生労働省が安全性と有効性を認めた、いわばお墨つきの製品です。しかし、だからといって未承認の製品が、必ずしも承認済みの製品より劣っているとは限りません。

薬事承認を受けるには、前述のような治験で好成績を挙げ、製品を製造・販売するメーカーがその結果を携えて厚生労働省に承認を申請するという手順を踏みます。ここで問題になるのは、治験には莫大な資金がかかるということです。被験者である患者さんの治療費・入院費、治験を行う医療機関に支払う費用、医師や看護師など参加者の人件費、使用する機器・装置や薬剤の費用ほかすべてをメーカーが負担します。

言い換えればメーカーにそれだけの資金力がないと、治験を経て薬事承認を受けることはできないのです。

ファインビジョンの製造元であるＰｈｙｓＩＯＬ社は、本国ベルギーや眼内レンズの発祥地ヨーロッパを中心に大きなシェアをもっているメーカーですが、日本での展開にはあまり積極的でないように見えます。日本発売から約７年が経つ現在も、ファインビジョンは認可を受けずに自由診療の対象となっています。

私たちのクリニックは認可された治療法や眼内レンズを用いた眼科医療を基本としていますが、それでもファインビジョンは例外的に、「完全な自由診療でも構わない」と言われる患者さんにだけ用いてきました。これから述べる「パンオプティクス」という3焦点眼内レンズが日本の厚生労働省の認可を受けて登場した現在では積極的におすすめすることは減りましたが、もしも患者さんが「今現在の最高の眼内レンズを使いたい」と言われるなら、少なくとも２０１９年10月まではファインビジョン以外に選択肢がなかったのです。

衝撃をもって迎えられたパンオプティクス

しかしアルコン社の3焦点眼内レンズ「パンオプティクス」が2019年10月、薬事承認を受けたうえで正式発売されました。ファインビジョンより数年遅れて登場しただけに、その性能はさらに上回って「当分の間、これ以上の眼内レンズは登場しないのでは」と眼科医療関係者の間で盛んにいわれているほどです。

パンオプティクスが認可を受ける前の治験も、東京歯科大学水道橋病院眼科のビッセン宮島弘子教授らのもとで行われました。発売から約5年前の2014年頃からと聞いています。

私はすでに開業していましたが、水道橋病院でも非常勤医師として診察を行っていました。出勤すると、常勤医の先生方や視能訓練士さんたちに「パンオプティクスはどうですか?」とどうしても聞きたくなります。優れた性能は先行して学会などで報告されている海外からの情報で予測できるものの、やはり実際に使用した〝現場〟の手応えを知りたい思いに駆られるのです。

結果は私の期待をさらに高めるものでした。レストアとテクニスマルチフォーカルの薬事承認を5年間待ったときと同じように、私はパンオプティクスの国内販売が始まるのを心待ちにしました。「これで多焦点眼内レンズは再び新しい局面を迎える」と確信できたからです。

パンオプティクスの特徴の一つは、目に入ってきた光エネルギーを効率的に網膜へ到達させる構造にあります。特に中間距離(約60㎝)の視力の快適性も追求したため、パソコン作業をはじめ日常生活のさまざまなシーンで良好な見え方を体感できます。乱視を矯正する「パンオプティクス・トーリック」も、認可と同時に発売されました。こちらは優れた安定性で広範囲の角膜乱視も補正できます。

一方、先行のファインビジョンもパンオプティクスの発売後、改良を加えた新バージョンを開発して巻き返しを図っています。

新バージョンのパンオプティクスのほうが優れている部分と、ファインビジョンのほうが優れている部分が混在する状況で、どちらも互角の「現在の最高性能」といいたいところですが、新バージョンのファインビジョンは乱視対応のトーリック眼内レンズがまだ作られていないこともあり、また前述のようにパンオプティクスが認可レンズであることもあって鈴木眼科グループではパンオプティクスの使用頻度が圧倒的に高くなっています。

最高性能の3焦点タイプでしかも薬事承認も受けているパンオプティクスの登場により、私が20年近く実現するときを待っていた「多焦点眼内レンズによる老眼治療」が本当の意味で可能になりました。実際、発売元のアルコン社が出しているオフィシャルなパンフレットや資料でも、「白内障屈折矯正手術における老視（老眼）矯正を提供」とはっきり表示しています。

鈴木眼科グループではファインビジョンを含めると、3焦点眼内レンズを用いた手術を現時点で1400件以上行っています。そのうちパンオプティクスの使用例は約900件ですが、パンオプティクスを用いた患者さんの約95％は「術後にメガネやコンタクトレンズをまったく使わなくなった」と言います。そして残りの5％前後の方も日常生活のほとんどの場面では裸眼で過ごし、非常に小さい文字を見たり、精密な作業をしたりするときのみ、一時的に弱い老眼鏡などを使うといった程度です。高性能の眼内レンズを用いて患者さん個々の目にふさわしい度数を選べば、老眼をはじめ近視や遠視、乱視を確実に治し、裸眼生活を送れるようになることの証左といってよいのではないでしょうか。

1カ月に400件の3焦点パンオプティクス手術を経験

2020年の3月、私のクリニックのパンオプティクスを用いた白内障手術の件数は１カ月間で４００件にのぼりました。販売する日本アルコン社によると全国最多の出荷数だったそうです。

実は、この月には特殊な事情もありました。

パンオプティクスを含む厚生労働省認可の多焦点眼内レンズは、２０２０年3月まで「先進医療」の扱いで手術が行われていました。

先進医療とは厚生労働省により、今後、公的医療保険の対象にすべきか否か検討されている最中の治療方法を指します。薬事承認を受けた多焦点眼内レンズ使用の白内障手術は、「多焦点眼内レンズを用いた水晶体再建術」の名称で先進医療に含まれていたのです。ただしそれを先進医療として実施できる医療機関は、一定の施設基準をクリアして厚生労働省に選定された眼科に限られていました。

先進医療扱いの白内障手術にかかる費用は、検査料や診察料、投薬料などが公的医療保険の対象となり、手術の技術料（眼内レンズ費用も含む）は全額自己負担という形態でした。言い換えれば「すべて保険診療で受けられる単焦点眼内レンズより高額だが、全額自己負担となる未承認の多焦点眼内レンズよりは自己負担を少なく受けられる」というような位置付けです。

その先進医療から「多焦点眼内レンズを用いた水晶体再建術」が2020年4月以降ははずされることが、そのわずか3カ月ちょっと前の2019年12月に発表され、先進医療実施医療機関に選定されている全国の眼科は「駆け込み需要」で上を下への大混雑となりました。

というのも、民間の生命保険会社で「先進医療特約」などの先進医療保障に加入している場合、手術の自己負担分の全額が後日、生命保険会社から給付金として戻ってくるケースが多かったからです。そのことを全国紙などが大きく取り上げたため、生命保険の特約に入っている人たちが「先進医療のうちに手術を！」と各地の眼科医療機関に詰め掛けました。

折しも新型コロナウイルス感染症が日本のみならず世界中を席巻し始め、眼科の医療機関でもコロナ対策が急務であった時期です。そうした状況のなかで当クリニックも期限ぎりぎりの3月末日まで手術の予約が満杯になり、結果としてパンオプティクス使用の白内障手術を１カ月に４００件も行うこととなったわけです。

看護師チーム、視能訓練士チーム、そのほかの役目を担うスタッフ、もちろんわれわれ医師も、コロナ禍をシャットアウトしながらいつも以上の数の手術を行うことに心身を費やしました。仲間である彼ら彼女らには、大変な苦労をかけたと思っています。

しかし私にはある種の使命感といいますか、「先進医療として手術を受けたい患者さんがいるなら、１件でも多く良質な手術を提供したい」という思いがありました。

パンオプティクスが発売になる前、３焦点眼内レンズを希望される患者さんにはファインビジョンを使って手術を行っていたことは前述のとおりです。その際「自由診療だから費用がかかってしまうな」という申し訳なさを心の中で感じていました。

それが厚生労働省認可のパンオプティクスが登場したことによって、先進医療特約などの保険に入っている患者さんならローコストで3焦点タイプの多焦点眼内レンズを使用できるようになったのです。「性能面でもコスト面でも、今ならベストの白内障手術を受けられる。いい時代がきたな」と当時は喜んだものです。

しかし多焦点眼内レンズを用いた白内障手術が先進医療からはずされ、そのある意味、理想に近かった時期は1年も経たずに終了してしまいました。

先進医療は普通、長くても3～4年で保険診療に移行するか、それとも自由診療に戻すかという最終的な結論が下されます。「多焦点眼内レンズを用いた水晶体再建術」は結局、2008年から2020年まで10年以上も先進医療にとどまりました。「これ以上、結論を引き延ばすわけにはいかなかった」というのが厚生労働省の正直なところではないでしょうか。

「先進医療」から「選定療養」への移行

しかし2020年1～3月に手術の予約が集中した理由は、あくまでそれが民間生命保険会社の先進医療保障に加入している人にとっての有効期限だったからです。国は先進医療からはずした「多焦点眼内レンズを用いた水晶体再建術」を完全な自由診療のみにするのではなく、「選定療養」という枠組みで扱うことを決定しました。

選定療養とは、例えば入院時の差額ベッド代などに用いられる制度です。2020年3月まで先進医療として行われてきた多焦点眼内レンズは、現在は選定療養として手術を受けられるようになりました。つまり「厚生労働省認可の多焦点眼内レンズは選定療養、未認可の多焦点眼内レンズは自由診療」という区分けが、厚生労働省が想定している基本です。

ただし、これまで先進医療が「先進医療実施施設」のみで行われてきたように、選定療養を行う医療機関も一定の要件を満たす必要があります。

・白内障手術の執刀件数が100件以上
・医師の診療経験が5年以上

などの要件です。これらを満たしていない場合や選定療養による手術を行わない医療機関では、認可された多焦点眼内レンズでも自由診療として手術を提供しています。

先進医療特約などに入っていない患者さんにとり、先進医療から選定療養へ移行したのは朗報ともいえるでしょう。

先進医療時代の「厚生労働省認可の多焦点眼内レンズ」を用いた白内障手術は、前出のように、

・公的保険医療（保険診療）の対象　＝　検査料・診察料・投薬料
・自己負担金　＝　手術の技術料（眼内レンズ費用を含む）

という費用がかかりました。

選定療養になってからは、

・公的保険医療（保険診療）の対象　＝単焦点眼内レンズを用いた白内障手術を受けた場合の費用

に加えて、

・自己負担金　＝　多焦点眼内レンズ追加費用・追加検査代

と変わりました。「追加検査代」は、単焦点眼内レンズを用いるときは受ける必要がなく、多焦点眼内レンズを用いるときのみ検査が必要とされる項目についての加算です。

第5章

多焦点眼内レンズ治療の疑問を解決

Q&A

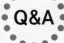

どんな人が手術を受けられるか

Q　多焦点眼内レンズ手術は何歳頃から受けられますか？

A　年齢的な制限はありません。例えば白内障には加齢性白内障のほかにも、ケガが原因で起きる外傷性白内障、ステロイド剤の投与が原因で起きるステロイド白内障、アトピーに伴う白内障などいくつか種類があります。そういう白内障の患者さんは年齢層が決まっていませんが、白内障手術が望ましく、可能な病状なら多焦点眼内レンズを使って治療することができます。

ですから小児以外、何歳でも受けられますが、ただ「40歳前後以降で老眼が始まっている方」あるいは「若くして白内障になり、単焦点眼内レンズではピントが固定されるため、若くして老眼になってしまう方」が、多焦点眼内レンズ手術の対象といえるかもしれません。

Q 80歳を超えても多焦点眼内レンズ手術を受けられますか？

A もちろんです。

というのも多焦点眼内レンズを用いる白内障手術は、これまでにも65～85歳の患者さんを中心に数多く行われてきました。多焦点眼内レンズ手術の原理や方法は白内障手術とまったく変わりませんから、80歳を超えても安心して受けていただけます。

私の知る範囲では91歳の女性が多焦点眼内レンズ手術を受け、93歳の今でも元気に裸眼生活を続けていらっしゃいます。

Q 近視や乱視でも、老眼にならないと多焦点眼内レンズ手術を受けられないのでしょうか？

A 「受けられない」というわけでは決してありません。それでも私が基本的に老眼の人のみに多焦点眼内レンズ手術をおすすめしているのは、老眼が始まっていない人なら、近視や乱視の矯正に効果的な方法がほかにも存在するからです。

例えば近視や近視性乱視の人なら、特殊な専用コンタクトレンズを使う「オルソケラトロジー」という視力矯正治療方法があります。毎日、就寝時にオルソケラトロジーコンタクトレンズを装用し、寝ている間に角膜の形状を変化させて近視や乱視を改善するものです。

この方法は特に若年層にも効果的で、メリットは、

・日中は裸眼で生活できる
・手術する必要がない
・見え方に不安があれば、使用を中止して元の状態に戻せる

反対にデメリットは、

・睡眠時間が短いと矯正力が弱まる
・レンズのケアを怠ると感染症のリスクが高まる
・遠視には効果がない

などが挙げられます。

老眼は経験がないと理解しにくいものだと思いますが、「見る対象にうまくピント

を合わせられない」という状況は非常に煩わしく、疲れるものです。どんなに多焦点眼内レンズ手術がピント調節機能を補完できるようになったといっても、やはり若いうちは、ご自分の自然な調整力を活かすことから始めてほしいと考えています。

手術療法であれば、そのほかにも有水晶体眼内レンズ（ＩＣＬ）や、レーシックといった方法があります。

Q 強度近視も治せますか？

A はい、強度近視も多焦点眼内レンズ手術で治すことができます。

近視は「弱度近視」「中等度近視」「強度近視」に分かれ、強度近視は「Ｄ（ディオプター）」という単位で表される屈折度数がマイナス6・25Ｄ以上の近視を指します。また、マイナス10・25Ｄ以上を最強度近視と呼ぶ場合もあります。現在、主流になっている3焦点〜2焦点眼内レンズ製品は、幅広い範囲の度数をカバーしていて、かなり強い近視でも完全に矯正できるケースがほとんどですが、まれにその範囲を超えた強い度数や長い眼軸長（目の前後の長さ）の方がいらっしゃいます。そのような場合、2焦点や3焦点ではありませんが、それらとは異なった原理で多焦点の機能を実現している Progressive 眼内レンズと呼ばれる「ミニウェル・レディ」という多焦点眼内レンズがあり、最強度近視を含む強い度数の近視眼にも対応可能な、さらに幅広い度数の製造範囲と優れた基本性能を併せ持っています。

「ミニウェル・レディ」はイタリア製の多焦点眼内レンズで、コントラストがはっきりとした優れた見え方を実現している製品でもあり、プロの眼科医など、技術的に詳しい知識を持った患者さんのなかで、このレンズを希望する方もいらっしゃいます。

実は、私は自分の母（眼科医）の白内障手術を執刀したのですが、いくつかのレンズのなかで、母はこの「ミニウェル・レディ」を選び、希望したため、このレンズで手術を行いました。本人はとても満足して、その後裸眼で生活しています（以前はメガネやコンタクトレンズを使用）。ただし、このレンズは日本での臨床試験を行っていないため、日本の厚生労働省の認可を受けていない未承認のレンズです。ヨーロッパのCEマークは当然取得しています。なお、強い近視に伴って、矯正しても視力が極端に出にくいほかの目の病気や変化がある場合には、多焦点眼内レンズ自体が適さないこともあります。

Q 強い乱視でも受けられますか?

A 強さの程度にもよりますが、ほとんどの場合は「トーリック多焦点眼内レンズ」という種類の多焦点眼内レンズで矯正することができます。トーリックは「乱視」の意味です。

ただし66ページで説明した不正乱視の場合は、残念ながら矯正効果を得られません。不正乱視は角膜の形状に原因があるため、水晶体を乱視対応の多焦点眼内レンズに代えても解決することができないのです。

Q 過去にレーシック手術を受けていても大丈夫ですか?

A はい、過去にレーシック手術を受けたことのある人が、多焦点眼内レンズ手術を受けて老眼や近視、乱視を治したケースはたくさんあります。

レーシック手術は特殊なレーザーを照射することによって角膜の屈折度を変化させ

る屈折矯正手術です。近視や遠視、乱視などを矯正することができますが、加齢により水晶体が濁って硬くなれば老眼や白内障が起こります。

レーシック手術を受けた角膜は形状が変わっているため、多焦点眼内レンズ手術に用いるレンズの度数を決めるのが難しいといわれてきました。レンズの度数は患者さん個々の眼軸長と角膜形状の測定値等を度数計算式に入力して最適な眼内レンズ度数を出すのですが、レーシックで変形したあとの角膜ではその計算式が合わなくなってしまうのです。

しかし現在では、それも想定した新しい世代の計算式や測定機器が登場し、レーシック後の目でも、従来より正確に度数決定ができるようになっています。

Q スマホ老眼も治せますか？

A

数年前から話題になっていますね。

「スマホ老眼」は医学用語や、正式な病名ではありませんが、スマートフォンやタブレットなどの携帯情報端末を長い時間使い続けた結果、老眼と同じように、目のピント調節がスムーズにできなくなった状態を指すようです。症状も、

・手元がぼやけてよく見えない
・画面から遠くに目を転じると、ぼやけてよく見えない
・夕方など薄暗くなると、ものが見えにくい
・目が疲れやすい
・頭痛や肩凝りがする

など、加齢による本物の老眼とよく似ています。問題となる患者さんの多くは調節力はまだ残っている年齢にもかかわらずスマホやタブレットを長時間使用することによって症状が出てしまう20歳代や30歳代です。

しかし、これは水晶体が硬くなってピント調節機能が根本的に劣化したわけではなく、目から同じ距離にあるスマホやタブレットをじっと凝視し続けたせいで毛様体筋が凝り固まり、一時的に動かなくなってしまった状態と考えられます。老眼というより、一時的な近視化や、調節障害です。近い距離を見続けるうちに、目が順応して近

い距離にピントを合わせるようになったのでしょう。

長時間の使用を控えてきちんと目を休ませるようにすれば、多焦点眼内レンズ手術を受けるまでもなく元のとおりに治せるはずです。

けれどスマホ老眼は、眼科医としては気掛かりな現象ではあります。一時的な症状で済むうちはいいのですが、慢性化したり、ドライアイが強い場合など、なかには治療でも改善しづらい重度の眼精疲労の状態となったりして、頭痛や肩凝り等も併発し、仕事や生活に支障をきたしてしまうケースもあるからです。

Q 多焦点眼内レンズ手術は本当に安全なのでしょうか？

A すべての手術に共通することではありますが、リスクが「ゼロ」とはいえません。多焦点眼内レンズ手術も白内障手術も、術中・術後に感染症ほか合併症を引き起こす可能性はあります。
しかし白内障手術は、国内だけで年間１４０万件以上も行われています。よく「白内障手術は外科手術のなかで最も安全・安心な手術」といわれますが、知識と経験を兼ね備えたベテラン医師ほど「それでも危険と隣り合わせだ」と緊張感をもって手術に当たっているものです。

老眼・近視・遠視・乱視を矯正する多焦点眼内レンズ手術は白内障手術に比べれば、実現が可能になってまだ間もない新しい治療の一つですが、手術の方法や使用する機器・装置、そして執刀する眼科医も通常の白内障手術と変わりません。１４０ページで起こり得る合併症について説明しましたが、１００％とはいえないまでも、「99・９％以上は安全」と答えてよいと考えます。

Q 白内障手術と原理が同じということは、白内障手術を行っている病院やクリニックなら、全国どこでも老眼・近視・遠視・乱視治療の多焦点眼内レンズ手術をお願いできますか？

A 残念ながら「全国どこでも」というわけにはいきません。

その理由の一つは、老眼・近視・遠視・乱視を治療できる3焦点タイプの多焦点眼内レンズ（パンオプティクス、ファインビジョン）など、多焦点眼内レンズを、白内障手術に使う眼内レンズとして採用していない医療機関もあるからです。

パンオプティクスや、レストア、テクニスマルチフォーカルといった眼内レンズは厚生労働省に認可されているので、以前よりは採用する眼科がだいぶ増えてきたようです。一方のファインビジョンは未承認のため、使用する白内障手術は自由診療の扱いとなり、公的医療保険対象外の全額自己負担で行われます。

どのような性能の眼内レンズを何種類ぐらい用意するかは、医療機関それぞれの裁量に任されています。「保険診療で受けられる範囲内の眼内レンズ」と決めているところもあれば、「自由診療でも世界中から取り寄せて、患者さんの選択肢の幅を広げたい」と考えるところもあります。極端な話、3焦点タイプだけでなく多焦点眼内レンズ自体をまったく使用していない医療機関もまだまだ多数あるのです。

もう一つの理由は「パンオプティクスやファインビジョンを使う白内障手術は行っているが、それらを老眼・近視・遠視・乱視治療として行うことは考えていない」という状況の医療機関がいまだ多いからです。私は「白内障を治して、しかも老視・近視・遠視・乱視をなくすこと」と「老視・近視・遠視・乱視をなくして、しかも白内障も進行する前の軽度のうちに治してしまう」はどちらもメリットや意味があると考えるのですが、そのような一種の発想の転換が浸透するにはまだ少し時間がかかるのかもしれません。

そのようなわけで老視・近視・遠視・乱視治療としての多焦点眼内レンズ手術を受けたい方は、眼科の各医療機関がインターネットで発信する情報を検索してみてください。当クリニックのような「老視・近視・遠視・乱視を治療する多焦点眼内レンズ手術」や、あるいは「老眼手術（多焦点眼内レンズ）」「多焦点眼内レンズ（老眼・近視・乱視治療）」というように明記していたり、インターネット検索で表示されている眼科医療機関であれば手術を受けることができると思います。

Q **多焦点眼内レンズ手術をしても、メガネやコンタクトレンズを使わなければならないケースはありますか?**

A とても細かい字を読んだり、ごく近距離で精密な作業を行うときだけ、弱い度数の老眼鏡を使用する方はいらっしゃいます。

Q **「糖尿病の人は白内障手術を受けられない」と聞いたことがあります。多焦点眼内レンズ手術も受けられないのでしょうか?**

A 糖尿病の度合いと症状にもよりますが、すぐには受けられない可能性は残念ながらあります。

例えば、血糖のコントロールがうまくできているときなら手術することができます。しかしHbA1c(ヘモグロビンエーワンシー)の数値が高いなどの場合は、内科の専門医の診察を受け、手術が可能かどうか判断を仰ぐ必要が出てきます。

内科医と連携を取ることができれば、血糖値をゆっくり下げてから多焦点眼内レンズ手術を行えるケースもあります。糖尿病を患っている人は、来院時に必ずその旨を眼科医に伝えてください。

Q 多焦点眼内レンズ手術を受けられない人は？

A 一概に受けられないとは限りませんが、「糖尿病」のほか「高血圧」「心臓病」「脳卒中の経験」「前立腺肥大症」などに当てはまる人は、病気と身体の状態を確認する必要があります。

特に問題になるのは、使用中の薬の種類です。心臓病で血液抗凝固剤を服用している場合、前立腺肥大症でα1遮断薬を投与されている場合など、手術するときに注意すべき点が変わってきます。問診票などで必ず眼科医に伝えてください。

また角膜や網膜、視神経などに異常がある場合、手術前に期待したほど視力が出ないことがあります。

検査や手術の受け方に関する質問

Q 申し込んでから手術まで、何回くらい通院が必要ですか？

A これは医療機関によって差があると思います。

初診日に眼科一般の検査、2回目に術前検査、3回目に手術内容に関する個別説明または合同説明会、4回目は手術の数日前に体調などの最終確認、と順を踏んで手術に臨むところもありますし、当クリニックのように初診日に術前検査を行い、2回目の来院またはオンラインで術前説明と同意書取得、次の来院日は手術というところもあります。

手術を申し込む前にその点を質問できる機会があると思いますので、あらかじめ確認してからご自身のスケジュールと照らし合わせてみてはいかがでしょうか。

Q **申し込んでから手術までの期間は、どのくらいかかりますか？**

A これも医療機関それぞれの混み具合によりますが、申し込みから１～３カ月後の手術を標準にしているところが多いようです。

季節によっても差があります。眼科が混みやすいのは毎年３月頃です。花粉症で目のかゆみがひどくなる患者さんも多いため、いつもより診察の予約が取りにくいかもしれません。

Q **家の近くに多焦点眼内レンズ手術を受けられる眼科がありません。日帰りではなく、入院して受けられる病院かクリニックはありますか？**

A 大学病院など入院施設のある病院なら、１泊２日で受け容れているところもあります。ご高齢の方など、手術日と翌日に連続して通院することが難しいようであれば、入院できる医療機関で手術されたほうが安心かもしれません。

ただ件数を見ると、現在は日帰り手術を専門に行っている医療機関が圧倒的多数です。特に交通の便の良い都市部にあるクリニックは、ほとんどが日帰り手術のみを行うようになっています。白内障手術や多焦点眼内レンズ手術の技術が進歩して安全性を確保できるようになったため、入院施設をもつ医療機関でも、白内障手術や多焦点眼内レンズ手術の場合は日帰りで受けることを推奨しているところが増えています。

学会などの集まりで同業の仲間に聞くと、日帰り手術のみのクリニックでも、遠方から患者さんが来られることは珍しくないようです。私のクリニックにも新幹線を使って来院する患者さんがいらっしゃいます。手術当日、クリニックのすぐ隣にあるホテルにチェックインして、翌日の術後検査を受けてから帰宅するという方法です。

執刀医としては、できれば術後１週間までは自分で経過を確認したいところですが、そうゆっくりしていられる患者さんばかりではありません。すぐに帰られる場合はご自宅の近くの眼科に紹介状を書き、術後３～４カ月までの定期検診を依頼します。何か問題が起きればすぐ先方の担当医と相談できますし、患者さんとも電話やオンライン診療で直接コンタクトを取ることもできます。

交通費や宿泊代など出費が増えてしまいますが、一生の視覚機能に関わる大切な手術です。受けられる治療の質と安全性、便利さ、効率、費用などを考え併せて医療機関を選択されるといいと思います。

Q レーザーを使う白内障手術があると聞きました。多焦点眼内レンズ手術では使わないのですか?

A

レーザーを使う白内障手術は(Femtosecond Laser Asisted Cataract Surgery:FLACS)と呼ばれています。手術の全体の流れは、本文でご説明した従来の超音波白内障手術と同一です。従来と異なるのは、その流れのなかのいくつかのステップをレーザーで行うという点です。治療成績という面では、従来のオーソドックスな方法で、エキスパートの熟練した術者が行う方法との差はありません。

また、多くの場合、手術にかかる時間は少し長くなります。そして、追加の費用や手術自体の費用が、より高額になる傾向があります。

ただし、従来の方法は術者の熟練度によって手術成績や所要時間に、ある程度の差やばらつきがあったのと比較すると、(レーザーにより)機械化されたステップが増えた分、それらの差異やばらつきは少ないと考えられます。

Q

術前検査は職場から、仕事を抜けて受けに行ってもOKですか？

A

可能です。ただ術前検査に「眼底検査」の項目があった場合、「散瞳」といって、目薬で瞳孔を開かせた状態で検査することになります。検査後しばらくは視界がぼやけて不安定な状態ですので、車を運転して来られるのは避けてください。

Q

手術は仕事帰りに受けてもOKですか？

A

可能です。お勤めを早退して受けにいらっしゃる方もいます。ただし翌朝は、仕事を休んで、ご自宅から直接来院して、検査を受けに来ていただいています。

Q **手術や手術後の痛みは、どの程度でしょうか？**

A 手術は局所麻酔をして行います。麻酔は目薬（点眼薬）を使いますので注射の痛みもありません。

術後は、麻酔が切れてから目の中が少しゴロゴロするように感じることがあります。それ以外の痛みや違和感が強くなっていくような場合は、手術を受けた医療機関に昼夜を問わず連絡してください。どの病院・クリニックも手術を受けた患者さんには緊急の連絡先をお伝えしているはずです。

Q **多焦点眼内レンズ手術は片目ずつと両目一緒、どちらで受けるものですか？**

A 片目ずつ受けることもできますが、最近は両目を同じ日に手術を受けることができる医療機関もあります。

片目ずつ手術を受けた場合、治療の完全な効果を知るのは少し先になります。両目そろって多焦点眼内レンズが挿入されたとき、初めて今後ずっと続く〝新しい見え方〟が完成されるのです。その意味で、両目一緒の手術も理に適っているといえます。

片目ずつの手術が多かった一番の理由は、もしも感染症などを起こした場合、両目に危険が及ぶ可能性が高いからと考えられます。現在では手術手技の洗練、短時間化、創口の極小化、手術室の無菌化などが目覚ましく、また手術に使用する道具や医療材料の多くは、一回きりで破棄されるディスポーザブル化が一般的となりました。両目を同日に手術する場合、片方の目が終わると使用する道具や医療材料のほとんどを新品に替えるのです。

逆にいえば、手術室の衛生環境や交換できる機器・装置が整っていないのに「両目同日」の手術を行っているところは避けるべきです。同業の者としては看過できない重要な点です。

また、以前は術後の目を眼帯で塞いでいましたので、両目を手術するとまったく見えない状態になりました。今は眼帯の代わりに、透明な保護用ゴーグルやプラスチック眼帯を使う医療機関が多くなりました。患者さんは術後、帰宅する頃には、ゴーグルや透明眼帯を通して目が見える状態になります。これも両目一緒に手術するケースが増えたことに関係するかもしれません。

手術後の生活に関する質問

Q 手術を受けたら、何日後ぐらいから見えるようになりますか？

A 手術を終えて、帰宅されるときには少しずつ見えるようになっていきます。散瞳で瞳孔を開かせて手術しますので、しばらくは視界がぼやけて見えますが、気をつけながら歩く分には問題のない程度です。当クリニックでは送迎を行っていますが、その帰りの車窓から、すでに外の景色は見えてきます。

もしも「よく見えるようになったと実感するのは何日後？」というご質問であれば、通常は翌日～7日後には手術前との見え方の差を感じていただけます。ただしその部分の個人差はかなり開きがあるのです。

「見える」という現象は目だけが司っているように思われがちですが、実は網膜に映った像のデータを脳が視神経経由で受け取って認識した結果「見えた」と感じる状態になります。つまり多焦点眼内レンズ手術で新しい見え方になったら、脳がその見え方に慣れ、対応できるようになるのを待たなければなりません。脳が慣れるまでの日数が人によって異なるわけです。

多焦点眼内レンズ手術を受けると急に若い頃のように、近くも遠くも見えるという見え方に戻り、最初はすぐに脳が慣れないせいで戸惑う方もいらっしゃいます。しかし、必ず徐々に慣れてきますので安心してください。

術後に定期検診を受けるたびに、医師から「見え方はどうですか？」と聞かれると思います。もし何か違和感があれば、できるだけ具体的に伝えるようにしてください。

Q **手術後はいつ頃から勤めを再開できますか？**

A

仕事で行う作業にもよりますが、一般的には手術２～３日後からの再開をおすすめしています。

回復が順調で、かつ安静にしていられる軽いデスクワークなどのお仕事であれば、もう少し早く再開できるかもしれません。手術翌日は検査と診察がありますが、その足で出勤する患者さんもいらっしゃいます。ただし、あまり目を酷使しないよう注意が必要です。

ハードな作業が伴うお仕事なら、医師と相談して復帰の時期を決めてください。プールや海、温泉など、水に接することの多い職業の人も同様です。職種や回復度によっては完全な復帰まで1カ月は休んでいただいたほうがよい場合もあります。

Q 手術を受けたら、生活上で気をつけなければならないことはありますか？

A

これは多焦点眼内レンズを入れていない場合でも同じですが、目を強く打ったり、目に何かをぶつけたりしないよう気をつけてください。

それ以外なら、手術で挿入した多焦点眼内レンズがずれたり破損したりすることはあまりありません。ただそれでもごくまれに、多焦点眼内レンズの位置がずれてしまうケースがあります。これは、レンズが入っている水晶体嚢と周りの組織とを結ぶチン小帯にゆるみが生じたことが原因であることが多くなっています。場合によってはチン小帯が切れて硝子体の中へ落下してしまうこともあります。

特にアトピー性皮膚炎の患者さんは目のかゆみがあっても、強くこすったり叩いたりしないように注意してください。小さな衝撃も積もり積もって、チン小帯を傷めてしまわないとも限りません。

急に見え方がおかしくなったら、すぐに眼科へ連絡して受診しましょう。右記のような万一の場合は、再手術が必要になる可能性もあります。

Q 目に入れた多焦点眼内レンズは、交換などのメンテナンスは必要ないのですか?

A

通常はまったく必要ありません。手術で入れた多焦点眼内レンズは、生涯にわたってそのまま使えます。

ごくまれに眼内レンズが適応しなかったり、屈折度数が計算通り合わなかったり、前述のようにレンズがずれてしまったりした場合に再手術することもあります。

Q 紫外線への対策は、手術後も必要ですか？

A

普段から紫外線（ＵＶ）対策をきちんとされているようですね。手術後もぜひ続けてください。

目も肌や髪と同じように、日焼けをします。これは多焦点眼内レンズ手術で除去する水晶体よりもっと手前（いちばん表面側）にある、「角膜」の部分が関係することです。

角膜が紫外線を吸収すると、脳はそれを感知して「メラニン色素を作って肌（皮膚）を守れ」と指令を出します。メラニン色素は肌が日焼けするとき、紫外線から肌を守るために分泌される物質です。つまりメラニン色素は色を濃くすることによって肌を守っているのですが、過剰に産生されたメラニン色素はシミやそばかすの原因にもなります。

そもそも紫外線は、皆さんが想像する以上に深刻な影響を目に与えます。角膜や水晶体にダメージを与え、角膜炎、翼状片（結膜が異常に増殖して目頭から黒目までに覆いかぶさる眼疾患）、白内障などを引き起こす原因になるのです。

多焦点眼内レンズ手術を受けた方はもう白内障が発症する心配はありませんが、50歳以上の人は加齢とともに目の細胞自体が弱くなっています。健康でよく見える目を維持するために、リスク因子を遠ざける努力は生涯にわたって続けたいものです。

目に関する紫外線対策としては、まず大前提として「真夏の炎天下は裸眼での外出を避ける」ということを心掛けてください。実は現在、ほぼすべての多焦点眼内レンズには、UVカットの機能が備わっていますので、それより後ろの網膜や視神経はある程度、保護されています。しかし、日差しが、つまり紫外線の量がピークに達する季節には、眼内レンズよりも前にある角膜に当たる紫外線の量を極力減らすために、外出するときは、UVカット加工が施されたサングラスをかけることをおすすめします。気をつけたいのは、

・UVカット加工がないサングラスは、紫外線防止の効果をほとんど期待できない
・UVカット加工なしで、濃い色のレンズのサングラスはさらにNG

という点です。レンズの色が濃いと瞳孔がより大きく開くため、さらに多くの紫外線を取り込んでしまいます。

サングラスに抵抗がある人なら、UVカット加工のレンズを使ったメガネでも大丈夫です。そのほか、角膜ダメージをケアする目薬、つばの広い帽子やサンバイザーなども紫外線対策に効果があります。

地球温暖化や、大気のオゾン層の減少などの影響で年々、私たちが受ける紫外線の量は増えているともいわれています。「今までなにも問題がなかったから」という尺度は通用しない時代です。せっかく多焦点眼内レンズ手術で若返った視覚機能を生涯大切にしながら暮らしてください。

Q ブルーベリーは目の健康に効果がありますか？

A

これはよく聞かれる案件です。先日も患者さんに「先生、プロから見てもブルーベリーはおすすめですか？」と質問されました。

結論から申し上げますと、ブルーベリーが目に良いのは「本当」です。ただし「食べ物のなかで、ブルーベリーだけが特別に目に良いか？」と問われると「そういうわけでもない」という答えになります。

確かに「視力回復」を謳ったブルーベリー配合のサプリメントは世の中にたくさん出回っています。その情報源は諸説ありますが、第二次世界大戦中に薄明かりでも敵機がよく見えるイギリス人パイロットがいて、彼の食生活を調べたら毎日ブルーベリージャムを塗ったパンを食べていた、という話が有力のようです。そして、その話を聞いた科学者が研究を進めていくと、ブルーベリーに含まれるアントシアニンが脳血管障害を予防したり、視機能を改善したりすることが分かったのです。

アントシアニンはブルーベリーのほかにもカシス、黒ゴマ、ナスなどに多く含まれる色素です。紫色の食材なら大概はアントシアニンを摂取できます。

ですが正直、長く眼科医をしていて「毎日アントシアニンを摂取して視力が上がった」という話はまだ聞いたことがありません。ブルーベリーには目や肌、鼻、喉などの粘膜を保護してくれるビタミンAも豊富に含まれています。あるいはそれが「ブルーベリー＝特に目に良い」という情報の流通にさらに拍車をかけたのではないでしょうか。

Q ブルーライトは避けたほうがいいですか？

A

こちらも多焦点眼内レンズ手術を受けた人が特にそうである、というよりも、現代人はブルーライトのことは誰しも少しは意識して日常を送ったほうがいいと思います。

ブルーライトは波長の短い青色の光です。パソコンやスマートフォン、タブレット、携帯ゲーム機など生活周辺のさまざまな機器が発しています。紫外線と波長が似ていて、可視光線（「光」として人間の目に見える電磁波）のなかでも特に高いエネルギーを発し、目の最奥の網膜まで届くことが分かっています。

目に与える影響としては散乱しやすい波長の性質から、目のピントがずれてものがぼやけて見えたり、まぶしさを感じやすくなったりする可能性があります。ブルーライトを浴び続けると瞳孔が「目に入る光を減らそう！」と頑張り続けてしまい、結果的に眼性疲労を引き起こしやすいのです。

昼夜問わず浴び続けると、体内リズムの乱れや不眠の原因になることも気になります。個人差はありますが、就寝前にスマートフォンを使い過ぎると寝つきが悪くなるともいわれているので、夜はできるだけ控えたほうがいいようです。また最近では、ブルーライトが肌の色素沈着を引き起こす原因になることも分かったようです。

目や身体の健康を考えれば、ブルーライトを発する機器は極力避けたほうが賢明ですが、現代人の生活でそれはなかなか難しいことではないでしょうか。

・職業によって（ほとんどの勤務時間、コンピューター画面を見ているなど）はブルーライトを除去するメガネやシートを活用する（メガネショップや家電量販店で売っています）
・スマホ操作は顔から40cm以上離して行う
・スマホのバックライトを明るくし過ぎない

などの対策を心掛けて、ブルーライトから身を守ることをおすすめします。

Q「メガネ型ルーペ」は使ってもいいですか？

A テレビCMでおなじみのメガネ型ルーペですね。使うことによってよく見え、かつ目や身体に負担を感じなければなにも問題ありません。実は私も、細かい文字を読むときに試しに使ったことがあります。

メガネ型ルーペは簡単にいうと、虫眼鏡（拡大鏡、ルーペ）のレンズ2枚をつなげてメガネ型にしたようなものです。見るものが拡大されるため、細かい文字も読みやすくなります。

なぜメガネ型ルーペは、これほどの大ブームになったのでしょうか。もちろんスター出演のCMで注目を集めたこともあるでしょうが、背景には、非常に多くの日本人が「近くや細かい文字が見えない」ということに不便を感じている現状があります。

それはもしかすると、老眼世代に限ったことではないのかもしれません。「スマホ老眼」の例もあるように、現代人の「老眼＝調節力の低下」の自覚は年々、始まる時期が若年化すると考えることもできます。

それはさておき、ハズキルーペに代表されるメガネ型ルーペの使用です。メガネ型ルーペは細かい文字を大きく見せたり、例えばプラモデルを組み立てるなど、極端に細かい作業をする場合の助けにはなりますが、見る対象にピントを合わせる助けや水晶体の年齢に伴うくもりを改善することはしてくれません。つまりクリアな視界でピントの合う目をもっているからこそ、メガネ型ルーペで拡大したものがはっきり鮮明に見えるのです。

多焦点眼内レンズ手術でピントが合いやすい目を取り戻した人なら、メガネ型ルーペも有効に活用できると思います。ただし、あまり長時間にわたって使い続けると逆に目が疲れてしまいます。頼り過ぎないようにしてください。

Q 多焦点眼内レンズ手術を受けた後も気をつけなければならない目の病気はありますか？

A 多焦点眼内レンズ手術を受けた人に限らず、高齢になると発症しやすい目の病気はあります。特に気をつけたい眼疾患を、自覚しやすい症状と一緒にいくつかご紹介します。

「黄斑上膜」は網膜の中央を含む領域の表面に膜が形成される眼疾患で、70歳代から発症率が高まります。軽症の場合は網膜の前に透明なセロハン状の膜が張っているような状態なので、自覚症状はあまりありません。しかし進行すると視力が低下すると同時に、ものがゆがんで見えるようになります。

基本的に進行しても失明には至らない病気ですが、回復させるためには手術治療が必要です。周りの景色がゆがんでいるように見えたら眼科を受診してください。

「加齢黄斑変性」は、網膜にある黄斑という部分に異常が現れる加齢性の眼疾患です。こちらは視野のちょうど真ん中あたりがゆがんだように見えたり、暗くなったように感じたりします。いちばん見たい部分が見えにくくなってしまうため、発症すると日常生活に支障をきたして気づきやすいのが特徴です。

放置すると失明の危険も出てきます。これらのような症状に気づいたらすぐに眼科へ行くことをおすすめします。

「糖尿病性網膜症」は糖尿病が原因で網膜に病変が生じて、視力が低下する病気です。多くの場合、初期段階では自覚症状は見られませんが、進行すると徐々に異常が現れ始めます。

さらに進行すると視力低下や、目の中で大きな出血が起きることがあります。糖尿病に付随して発症する眼疾患ですから、糖尿病を患っている人は目の状態も注意深くチェックしてください。

「網膜中心静脈閉塞症」は網膜の静脈血管が詰まり、血液の流れが悪くなる病気です。高血圧や高脂血症と深い関係があり、私のクリニックでもこの病気で来院する患者さんの多くが高血圧の方です。

血管が詰まって破たんするため、目の中で大きな出血を起こしやすいのが特徴です。また網膜に血液中の水分がたまり、むくみを起こすこともあります。

どの血管が詰まったかによって症状の現れ方はさまざまですが、50歳を超えると発症しやすくなります。高血圧の方で視力が短期間に、極端に低下するようなことがあれば、この病気の可能性があります。

「緑内障」は、ご存じの方も多いのではないかと思います。目から入ってきた情報を脳に伝達するための視神経に障害が起こり、視野が狭くなったり部分的に見えなくなったりして、悪化すると最終的には失明にも至る恐ろしい病気です。世界的に見ると失明原因の1位は白内障の国が多いのですが、白内障手術が普及している日本では緑内障が長年トップの位置にあります。

緑内障の厄介なところは、病状がかなり進行するまで自覚症状が現れないことです。根本的な原因もまだ解明されていません。

治療はまず、点眼薬（目薬）を中心とした薬物治療が行われます。それでも改善が見られない場合は薬の種類を変更したり、レーザー治療や手術治療を行ったりすることもあります。

進行スピードは通常非常にゆっくりですが、自覚症状が現れる頃には悪化しているケースも少なくありません。急性緑内障発作の場合は、急激に発症し、悪化してしまいます（１０２ページ）。

ある統計では40歳以上の20人に１人が緑内障を罹患するという数字も出ています。

40歳を過ぎたらぜひ年に１回でも定期検診を受けてください。

おわりに

さて、いかがでしたでしょうか？　ここまで多焦点眼内レンズについて私が皆さんに知っておいていただきたいことをお話ししてきました。その長所やメリット、魅力が十分に伝わっていれば幸いです。

それでも基本的に自費診療が中心である多焦点眼内レンズ手術、特に高性能な3焦点眼内レンズを使う手術の場合は、主要な専門眼科、医療機関での手術費の実勢が片眼50万～90万円という高額な手術です。

確かに費用はかかります。ただ、目というものは、今この瞬間もそうですが、起きている間の時間すべて、３６５日年中無休で、いつでもずっと使っているものです。

その目の見え方が優れていて、メガネやコンタクトレンズ、老眼鏡の助けを借りずに自分の目だけで死ぬまで過ごせるとしたら、生涯で考えれば決して大きすぎる出費ではないと私は確信しています。

よく思うのですが、多焦点眼内レンズ手術に費用をかける決心をするということは、「飛行機で旅行するときに、「高いけど思い切ってビジネスクラスに乗ってみよう」と決めることに似ているのではないでしょうか。エコノミークラスではなく。

人生の後半、「裸眼で近くも遠くもよく見える目」という名のビジネスクラスに乗ってみてはいかがでしょうか？　というご提案です。しかも目の場合は、ひとたび、多焦点眼内レンズ手術というチケットを買えば、そのビジネスクラスのシートには、一生毎日ずっと快適に乗り続けることができるのです。生涯続くビジネスクラスのシートをあなたのために常に磨き上げて、私たちはお待ちしております。

最後に「目と脳の関係」について触れさせてください。

昨今、目と脳の関係に着目したさまざまな研究により、視力低下は脳の認知機能に影響を及ぼすことが明らかになってきました。その代表的な例が、緒方奈保子主任教授ら奈良県立医科大学眼科学教室による大規模な疫学調査です。

自分で歩くことのできる65歳以上の男女約2900人（平均年齢76・3歳）を対象に視機能と認知機能を調べたところ、視力良好群（視力0・7以上）では認知症が5・1％なのに対し、視力不良群（視力0・7未満）では認知症が13・3％であり、緒方医師は「つまり視力不良群では認知症のリスクが2・9倍高く、いろんな因子を考慮しても2・4倍高いことがわかりました」としています（出典：『日本の眼科89：9号（2018）』）。

また同じ調査では、白内障手術を受けている668人と受けていない2096人に分けて認知症との関連性を探りました。その結果、白内障手術と認知症に有意な関連は認められなかったものの、認知症の前段階である軽度認知機能障害（mild cognitive impairment＝MCI）のリスクは2割程度低下することが統計学的に分かったといいます。つまり、白内障手術で認知症は防げませんが、その前の軽度認知機能障害の段階なら、その障害発生のリスクを低下させられるというのです。軽度認知機能障害の段階で対策を講じるのとそうでないのとでは、その後の認知症発症や進行が、大きく異なることが、多くの研究で分かっています。

無論、対策を講じておいたほうが、良好な結果を生み出すことはいうまでもありません。

視力低下と認知機能の衰えは、なぜ関係があるのでしょうか。

まず、目が悪くなると、脳に届く情報の量が減少します。昔から「百聞は一見に如かず」ということわざがありますが、人間は脳に届く情報のうち、通常8割以上は目から得ています。視力が低下すると目から伝わる情報量が減少しますので、脳に送られる情報量も減少します。情報量が少ないと脳を働かせる機会が少なくなり、認知機能が低下すると考えられます。

また、光が網膜に届かないことによるホルモンバランスの乱れも認知機能に影響を及ぼします。健康な状態では、光が網膜に届くことで脳下垂体などからホルモンが分泌され、体内時計が正常に働きます。しかし、白内障のように水晶体が濁って網膜に光が届きにくくなるとホルモンの分泌が乱れ、それが認知機能の低下や睡眠障害、意欲が湧かない、集中力が出ないといった状況を引き起こすのです。

さらに白内障に限っていえば、白内障の濁りの中にアミロイドβというタンパク質が存在することが分かってきました。アミロイドβは、アルツハイマー病では脳内に蓄積することが確認されている物質です。それが、結果においての相関なのか、原因や因果関係に由来する相関なのかは、まだ明らかになっていないようですが、筑波大学医学医療系眼科の加治優一元准教授（執筆現在、松本眼科角膜センター）は白内障と、認知症を最も多く引き起こす要因のアルツハイマー病との関連を解明するため、積極的に研究を続けています。

そして、構造的にも機能的にも、「目は脳の入り口であり、目は脳の一部である」「目と脳はつながっており、一体となっている」ということを考えると、私たち眼科医が担うべき医学・医療の分野やその責任はますます広がっていきそうです。ここ数十年で目覚ましい発展を遂げた眼科医療の世界に身をおく者として、私はこれからも目と脳の関係を注視し、人々が人生100年時代に心地よく適応できるようにするための努力をこれまで以上に重ねたいと考えています。

2020年は本当に、世界中が大変な事態を経験しました。これを書いている

２０２０年12月現在、新型コロナウイルス感染症のワクチン開発のニュースは続々と入ってくるようになりましたが、その根本的な解決法はまだ見つかっていません。

このままいけば、というよりも、すでにそうなっていますが、私たちはライフスタイルの大幅な見直しを余儀なくされます。本書ではメガネやコンタクトレンズが不要になる「多焦点眼内レンズの効用」を紹介しましたが、ほかにもあらゆる面でより身軽に、より簡単に、より安全に、より効率よく生活するための方法が求められていくのではないでしょうか。

さまざまな努力や試行錯誤、そして発想の転換で困難をかいくぐり、今日まで生きながらえてきたのが私たちヒトという種です。読者のあなたが本書をご覧になったとき、この状況が少しでも改善の方向へ進み、やがて人類の難問克服の歴史がまた１ページ増えることを信じてペンを置きたいと思います。

参考文献

『多焦点眼内レンズ　Ｍｕｌｔｉｆｏｃａｌ ＩＯＬ』ビッセン宮島弘子　エルゼビア・ジャパン

『あたらしい眼科24（8）１０９９~１１０３，２００７』「アクリソフ®Ａｐｏｄｉｚｅｄ回折型多焦点眼内レンズと単焦点眼内レンズ挿入成績の比較」ビッセン宮島弘子、林　研、平　容子

『人生が変わる白内障手術』山﨑健一朗　幻冬舎メディアコンサルティング

『「一生よく見える目」を手に入れる白内障手術』市川一夫　幻冬舎メディアコンサルティング

『多焦点レンズ・最強のプレミアム手術のすべて　スゴ腕眼科医が教える白内障治療』藤本可芳子、加藤祐司、秦　誠一郎、中村友昭、大内雅之　幻冬舎メディアコンサルティング

『AMERICAN JOURNAL OF OPHTHALMOLOGY 2019』

「科学的根拠（evidence）に基づく白内障診療ガイドラインの策定に関する研究」厚生科学研究補助金21世紀型医療開拓推進研究事業「科学的根拠（evidence）に基づく白内障診療ガイドラインの策定に関する研究」班

『専門医のための眼科診療クオリファイ①屈折異常と眼鏡矯正』編集：大鹿哲郎　中山書店

『日本の眼科89：9号（２０１８）１２１５~１２１６』「白内障手術の社会貢献」緒方奈保子

著者プロフィール

鈴木高佳（すずき　たかよし）

神奈川県逗子市出身。栄光学園中学校・高等学校卒、1994年日本医科大学卒。日本医科大学付属第一病院にて麻酔科研修後、横浜市立大学医学部付属病院眼科に所属する。この間、同大学病院、函館の藤岡眼科病院、小田原の佐伯眼科クリニックへの勤務を通して白内障手術をはじめ眼科一般の経験を積む。2002年より東京歯科大学市川総合病院眼科にて角膜疾患の診断・治療に携わる。また同年、日本国内での多焦点眼内レンズの厚生労働省治験を行った、東京歯科大学水道橋病院眼科のビッセン宮島弘子教授の助手として同眼科に勤務し、2006年3月まで、手術、診療、臨床研究に従事。同大学ではほかに、レーシックをはじめとする屈折矯正手術と日帰り白内障手術を専門に行う。

2006年国際親善総合病院眼科部長に就任。網膜硝子体疾患に対し手術および内科的治療（光線力学療法、抗血管内皮増殖因子硝子体注射療法など）を導入し、多数の患者の診断と治療を担当。

2010年4月、神奈川県横浜市のJR戸塚駅前に戸塚駅前鈴木眼科を開院。現在は同クリニックの理事長を務めるほか、同クリニックをはじめ県下に計4カ所のクリニックから成る鈴木眼科グループの代表を務める。

本書についての
ご意見・ご感想はコチラ

メガネ・コンタクトレンズはもういらない！

多焦点眼内レンズ入門

2021年1月28日　第1刷発行

著　者　　鈴木高佳
発行人　　久保田貴幸

発行元　　株式会社 幻冬舎メディアコンサルティング
〒151-0051　東京都渋谷区千駄ヶ谷4-9-7
電話　03-5411-6440（編集）

発売元　　株式会社 幻冬舎
〒151-0051　東京都渋谷区千駄ヶ谷4-9-7
電話　03-5411-6222（営業）

印刷・製本　瞬報社写真印刷株式会社
装　丁　　津村侑希

検印廃止

Printed in Japan
ISBN 978-4-344-93086-5 C0047
幻冬舎メディアコンサルティングＨＰ
http://www.gentosha-mc.com/